...ENTOS INFANTIL

OS ALIMENTOS

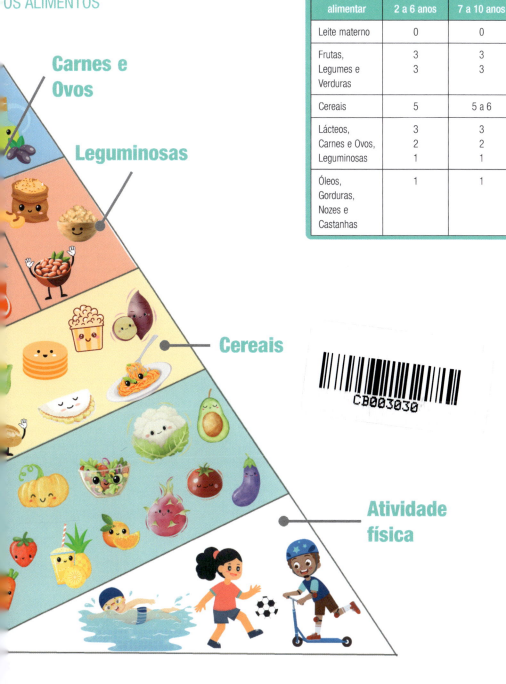

Grupo alimentar	Pré-escolar 2 a 6 anos	Escolar 7 a 10 anos
Leite materno	0	0
Frutas, Legumes e Verduras	3 3	3 3
Cereais	5	5 a 6
Lácteos, Carnes e Ovos, Leguminosas	3 2 1	3 2 1
Óleos, Gorduras, Nozes e Castanhas	1	1

- Carnes e Ovos
- Leguminosas
- Cereais
- Atividade física

PIRÂMIDE DOS ALIMENTOS INFANTIL

Durante o processo de edição desta obra, foram tomados todos os cuidados para assegurar a publicação de informações técnicas, precisas e atualizadas conforme lei, normas e regras de órgãos de classe aplicáveis à matéria, incluindo códigos de ética, bem como sobre práticas geralmente aceitas pela comunidade acadêmica e/ou técnica, segundo a experiência do autor da obra, pesquisa científica e dados existentes até a data da publicação. As linhas de pesquisa ou de argumentação do autor, assim como suas opiniões, não são necessariamente as da Editora, de modo que esta não pode ser responsabilizada por quaisquer erros ou omissões desta obra que sirvam de apoio à prática profissional do leitor.

Do mesmo modo, foram empregados todos os esforços para garantir a proteção dos direitos de autor envolvidos na obra, inclusive quanto às obras de terceiros e imagens e ilustrações aqui reproduzidas. Caso algum autor se sinta prejudicado, favor entrar em contato com a Editora.

Finalmente, cabe orientar o leitor que a citação de passagens da obra com o objetivo de debate ou exemplificação ou ainda a reprodução de pequenos trechos da obra para uso privado, sem intuito comercial e desde que não prejudique a normal exploração da obra, são, por um lado, permitidas pela Lei de Direitos Autorais, art. 46, incisos II e III. Por outro, a mesma Lei de Direitos Autorais, no art. 29, incisos I, VI e VII, proíbe a reprodução parcial ou integral desta obra, sem prévia autorização, para uso coletivo, bem como o compartilhamento indiscriminado de cópias não autorizadas, inclusive em grupos de grande audiência em redes sociais e aplicativos de mensagens instantâneas. Essa prática prejudica a normal exploração da obra pelo seu autor, ameaçando a edição técnica e universitária de livros científicos e didáticos e a produção de novas obras de qualquer autor.

GUIAS DE
NUTRIÇÃO E ALIMENTAÇÃO
SONIA TUCUNDUVA PHILIPPI – COORDENADORA

PIRÂMIDE DOS ALIMENTOS INFANTIL

ORGANIZADORAS
Sonia Tucunduva Philippi
Tamara Lazarini
Virgínia Resende Silva Weffort

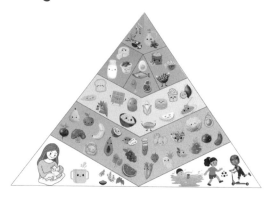

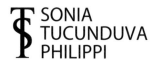

Copyright © Editora Manole Ltda., 2025, por meio de contrato com as organizadoras.

Logotipo *Copyright* © Sonia Tucunduva Philippi

Editoras: Eliane Usui
Projeto gráfico: Departamento Editorial da Editora Manole
Ilustrações: HiDesign Estúdio
Editoração eletrônica: HiDesign Estúdio
Capa: Ricardo Yoshiaki Nitta Rodrigues
Ilustrações da Pirâmide dos Alimentos Infantil na capa, guardas e abertura de capítulos: Erika Christiane Toassa

CIP-BRASIL. CATALOGAÇÃO NA PUBLICAÇÃO
SINDICATO NACIONAL DOS EDITORES DE LIVROS, RJ

P789

Pirâmide dos alimentos infantil / organização Sonia Tucunduva Philippi, Tamara Lazarini, Virgínia Resende Silva Weffort. - 1. ed. - Barueri [SP] : Manole, 2025.
    il.   (Guias de nutrição e alimentação)

Inclui bibliografia e índice
ISBN 9788520467329

1. Nutrição. 2. Crianças - Nutrição. 3. Hábitos alimentares. I. Philippi, Sonia Tucunduva. II. Lazarini, Tamara. III. Weffort, Virgínia Resende Silva. III. Série.

25-98249.3	CDD: 613.20832
	CDU: 613.22

Carla Rosa Martins Gonçalves - Bibliotecária - CRB-7/4782

20/05/2025   26/05/2025

Todos os direitos reservados.
Nenhuma parte deste livro poderá ser reproduzida, por qualquer processo, sem a permissão expressa dos editores.
É proibida a reprodução por xerox.

A Editora Manole é filiada à ABDR – Associação Brasileira de Direitos Reprográficos.

Editora Manole Ltda.
Alameda Rio Negro, 967 – cj 717
Tamboré – Barueri – SP – Brasil
CEP: 06454-000
Fone: (11) 4196-6000
www.manole.com.br | https://atendimento.manole.com.br/

Impresso no Brasil
Printed in Brazil

Sobre as Organizadoras

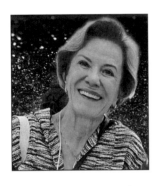

SONIA TUCUNDUVA PHILIPPI

Escritora, pesquisadora e professora associada da Universidade de São Paulo, com mestrado, doutorado e livre-docência pela Universidade de São Paulo (USP). Foi presidente da Associação Paulista de Nutrição, vice-presidente do CRN-3 e atual membro do Conselho Deliberativo da Sociedade Brasileira de Alimentação e Nutrição (SBAN). Recebeu diversos prêmios de destaque, entre eles: *100 Mais Influentes da Saúde, Prêmio Saúde* da Editora Abril, *Destaque Acadêmico* pelo CRN-3 e o título de *Grande Nome da Pediatria e da Nutrição Infantil* pelo Instituto Pensi – Hospital Sabará – Fundação José Luiz Egydio Setúbal. Orientou inúmeros alunos de mestrado, doutorado, pós-doutorado e iniciação científica. É coordenadora da coleção *Guias de Nutrição e Alimentação* da Editora Manole, e tem mais de 10 livros publicados, incluindo a *Tabela de Composição de Alimentos* e o livro infantil *Frutas: Onde Elas Nascem*. Idealizou e desenvolveu o software *Virtual Nutri Plus WEB*. É autora de diversos capítulos de livros e artigos científicos publicados em periódicos nacionais e internacionais.

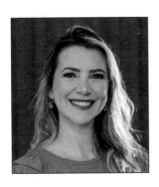

TAMARA LAZARINI

Nutricionista, Doutora em Ciências da Nutrição pela Universidade Federal de São Paulo (UNIFESP) e Mestre em Nutrição pela Universidade de São Paulo (USP). Possui MBA em Marketing pela Fundação Getulio Vargas (FGV) e é especialista em Saúde Coletiva pela Associação Brasileira de Nutrição (ASBRAN).

Detém múltiplas especializações internacionais: Nutrição do Prematuro pela EFCNI Academy (European Foundation of Care of Newborn Infants) e University of Western Australia (UWA); Nutrição Pediátrica pela Philadelphia University e Boston University; e Nutrição no Início da Vida pela Ludwig-Maximilian's-Universität (LMU), na Alemanha. É membro do Conselho Deliberativo da Sociedade Brasileira de Alimentação e Nutrição (SBAN) e da Sociedade Latino-Americana de Gastroenterologia, Hepatologia e Nutrição Pediátrica (LASPGHAN). Foi presidente da Associação Paulista de Nutrição (APAN). Autora de capítulos de livros e artigos científicos publicados em periódicos nacionais e internacionais. Recebeu o Prêmio Destaque Profissional de 2022, concedido pelo Conselho Regional de Nutricionistas da 3ª Região (CRN-3).

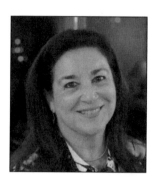

VIRGÍNIA RESENDE SILVA WEFFORT

Pediatra com área de atuação em Nutrologia pela Associação Médica Brasileira (AMB), Associação Brasileira de Nutrologia (ABRAN) e Sociedade Brasileira de Pediatria (SBP). Mestre e Doutora em Pediatria pela Faculdade de Medicina de Ribeirão Preto da Universidade de São Paulo (FMRP-USP). Professora de Pediatria da Universidade Federal do Triângulo Mineiro (UFTM), onde também atuou como Pró-reitora de Extensão Universitária e Coordenadora de Graduação. Foi presidente do Departamento Científico de Nutrologia da SBP. Membro do Departamento Científico de Nutrologia da SBP. Coordena o Curso de Aprimoramento em Nutrologia Pediátrica (CANP) e o Curso de Nutrologia Pediátrica em EAD da SBP/Manole. Preside o Comitê de Nutrologia da Sociedade Mineira de Pediatria (SMP) e integra o Comitê de Dificuldades Alimentares da Sociedade Latino-americana de Gastroenterologia, Hepatologia e Nutrição Pediátrica (LASPGHAN). Membro da Academia Mineira de Pediatria e da Academia Brasileira de Pediatria.

Sobre os autores

ADRIANA SERVILHA GANDOLFO

Nutricionista pelo Centro Universitário São Camilo. Pós-graduada em Saúde Materno-Infantil pela Faculdade de Saúde Pública da Universidade de São Paulo (USP), em Desnutrição e Recuperação Nutricional pela Universidade Federal de São Paulo (UNIFESP) e em Nutrição Clínica Funcional pela Universidade Cruzeiro do Sul. Mestre em Ciências pelo Departamento de Pediatria da Faculdade de Medicina da USP (FMUSP). Vice-coordenadora do curso de especialização em Nutrição Clínica Materno-Infantil e Supervisora de Serviço Hospitalar do Instituto da Criança e do Adolescente do Hospital das Clínicas da FMUSP (ICr-HC-FMUSP).

ALESSANDRA FONTES FERREIRA DA SILVA GUERRA

Nutricionista pela Universidade Federal de Santa Catarina (UFSC) com área de atuação em Nutrição Materno-Infantil e da Família. Especialista em Terapia Nutricional com treinamento em serviço pela Universidade Federal do Paraná (UFPR). Mestre em Medicina Interna e Ciências da Saúde pela UFPR. Pós-graduada em Nutrição Materno-Infantil na Prática Clínica e Ortomolecular pela FAPES SAÚDE. Cursou Gastronomia e Alta Gastronomia na Universidade Regional de Blumenau (FURB). *Natural Chef* pela Escola de Gastronomia Natural Chef.

ANA CAROLINA LEME

Nutricionista pelo Centro Universitário São Camilo. Mestre e Doutora pela Faculdade de Saúde Pública da Universidade de São Paulo (FSP-USP) com doutorado sanduíche pela University of Newcastle, Austrália. Pós-doutora pelo Children's Nutrition Research Centre, Baylor College of Medicine,

EUA, e Universidade de Guelph, Canadá. Foi pesquisadora associada na University of British Columbia, Canadá e atualmente é pesquisadora colaboradora da Universidade Autônoma do Chile com parceria com pesquisadores na FSP-USP e Centro Universitário São Camilo, atuando na linha da Nutrição Comportamental em crianças e adolescentes.

ANA MARIA DE ULHÔA ESCOBAR

Professora Associada de Pediatria da Faculdade de Medicina da Universidade de São Paulo.

ARTUR FIGUEIREDO DELGADO

Professor Associado do Departamento de Pediatria da Faculdade de Medicina da Universidade de São Paulo (FMUSP). Coordenador da Equipe de Terapia Nutricional do Instituto da Criança e do Adolescente do Hospital das Clínicas da FMUSP (ICr-HC-FMUSP). Vice-coordenador da Equipe de Terapia Nutricional do HC-FMUSP e Coordenador do Centro de Terapia Intensiva do ICr-HC-FMUSP.

CAROLINA VIEIRA DE MELLO BARROS PIMENTEL

Nutricionista com mestrado e doutorado em Ciências pela Faculdade de Saúde Pública da Universidade de São Paulo (FSP-USP). Certificada em Medicina do Estilo de Vida pelo International Board of Lifestyle Medicine e Diretora de Saúde do Programa Mais Saúde da RD Saúde.

CLARIANA COLAÇO

Nutricionista pelo Centro Universitário São Camilo. Especialista em Transtornos Alimentares pelo Hospital das Clínicas da Faculdade de Medicina da Universidade de São Paulo (HC-FMUSP). Pós-graduada em Gestão Empresarial pela Fundação Armando Alvares Penteado (FAAP) e em Gestão de Pessoas pela Pontifícia Universidade Católica do Rio Grande do Sul (PUCRS). Comunicadora na televisão e YouTuber.

ERIKA CHECON ROMANO

Nutricionista e Mestre em Saúde Pública pela Faculdade de Saúde Pública da Universidade de São Paulo (FSP-USP). Especialista em Fisiologia do Exercício pela Escola Paulista de Medicina da Universidade Federal de São Paulo (EPM-UNIFESP). Instrutora certificada do programa *Mindfulness Based Eating Awareness Training* (MB-EAT). Nutricionista certificada pelo Instituto Nutrição Comportamental.

ERIKA CHRISTIANE TOASSA

Nutricionista infantil. Especialista em Fitoterapia pela Associação Brasileira de Nutrição (ASBRAN). Mestre em Nutrição Humana Aplicada pelo Programa de Pós-graduação em Nutrição Humana Aplicada da Universidade de São Paulo (PRONUT/USP) e Doutora em Nutrição em Saúde Pública pela Faculdade de Saúde Pública da USP (FSP-USP). Criadora dos perfis @lancheirade3 e @sounutriinfantil sobre alimentação infantil e lancheiras.

GILIANE BELARMINO

Nutricionista. Especialista em Nutrição Clínica, Doutora e Pós-doutora em Ciências pela Faculdade de Medicina da Universidade de São Paulo (USP). MBA em Neurociência, Consumo e Comportamento pela Pontifícia Universidade Católica do Rio Grande do Sul (PUCRS). Fundadora e Diretora Executiva do HUB de Educação em Saúde Materna e Infantil De Mãe em Mãe e Diretora Científica do GANEPÃO holding.

JUNAURA ROCHA BARRETO

Médica nutróloga pediatra especialista pela Sociedade Brasileira de Pediatria/Associação Brasileira de Nutrologia (SBP/ABRAN). Mestre e Doutora em Medicina e Saúde pela Escola Bahiana de Medicina. Professora adjunta e coordenadora do Eixo Pediatria da Escola Bahiana de Medicina. Nutróloga da EMTN do Hospital Geral Roberto Santos. Nutróloga pediatra do Hospital Universitário Professor Edgard Santos da Universidade Federal da Bahia (UFBA). Membro da Comissão do Curso de Aprimoramento em Nutrologia Pediátrica da SBP.

LARA NATACCI

Nutricionista, PhD. Formação em Medicina do Estilo de Vida pela Harvard Medical School. Mestre e Doutora em Ciências pela Faculdade de Medicina da USP. Pós-doutora em Nutrição pela Faculdade de Saúde Publica da Universidade de São Paulo (USP). Certificada em Coaching de Saúde e Bem-Estar pelo American College of Sports and Medicine (ACSM). Especializações em Transtornos Alimentares na Universidade de Paris V, em Bases Fisiológicas da Nutrição no Esporte pela Universidade Federal de São Paulo (UNIFESP) e em Nutrição Clínica Funcional pela Universidade Ibirapuera (UNIB). Membro do Comitê Consultivo do Entre Solos, iniciativa do Pacto Global da ONU. Vice-presidente da Sociedade Brasileira de Alimentação e a Nutrição (SBAN). Diretora Clínica da Dietnet Nutrição, Saúde e Bem-estar.

MÔNICA DE ARAÚJO MORETZSOHN

Pediatra com área de atuação em Nutrologia Pediátrica e Suporte Nutricional Enteral e Parenteral pela Sociedade Brasileira de Pediatria/Sociedade Brasileira de Nutrição Parenteral e Enteral (SBP-BRASPEN). Membro do Departamento de Nutrologia Pediátrica da Sociedade de Pediatria do Estado do Rio de Janeiro (SOPERJ). Chefe do Serviço de Nutrologia Pediátrica do Instituto de Puericultura e Pediatria Martagão Gesteira da Universidade Federal do Rio de Janeiro (IPPMG-UFRJ).

OLGA MARIA SILVERIO AMANCIO

Professora Associada Livre-docente na Escola Paulista de Medicina da Universidade Federal de São Paulo (EPM/UNIFESP). Assessora da ANVISA, Área de Alimentos, *Codex Alimentarius*. Membro da Sociedade Brasileira de Alimentação e Nutrição (SBAN).

PATRÍCIA ZAMBERLAN

Nutricionista pela Faculdade de Saúde Pública da Universidade de São Paulo (FSP-USP). Mestre e Doutora em Ciências pelo Departamento de Pediatria da Faculdade de Medicina da USP (FMUSP). Especialista em Terapia Parenteral e Enteral pela Sociedade Brasileira de Nutrição Parenteral e Enteral (BRASPEN/SBNPE). Nutricionista da Equipe Multiprofissional de Terapia Nutricional do Instituto da Criança do HCFMUSP.

REGILDA SARAIVA DOS REIS MOREIRA-ARAÚJO

Nutricionista pela Universidade Federal do Piauí (UFPI). Mestre em Tecnologia de Alimentos pela Universidade Federal do Ceará (UFC) e Doutora em Ciência de Alimentos pela Universidade de São Paulo (USP). Pós-doutora em Ciência dos Alimentos na Faculdade de Farmácia da Universidade Federal de Minas Gerais (UFMG) e em Nutrição em Saúde Pública na Faculdade de Saúde Pública da USP (FSP-USP). Realizou Missão de Estudo e Pesquisa na University of California, Los Angeles (UCLA). Professora Titular da UFPI e Pesquisadora do CNPq. Bolsista de Produtividade em Desenvolvimento Tecnológico e Extensão Inovador – DT.

RITA DE CÁSSIA DE AQUINO

Nutricionista e Especialista em Saúde Pública pela Faculdade de Saúde Pública da Universidade de São Paulo (FSP-USP). Mestre em Nutrição Humana Aplicada pela Faculdade de Ciências Farmacêuticas da USP e Doutora em Saúde Pública pela FSP-USP. Docente e orientadora no Mestrado e no Doutorado em Ciências do Envelhecimento na Universidade São Judas. Especialista em Gerontologia pela Sociedade Brasileira de Geriatria e Gerontologia (SBGG).

RUBENS FEFERBAUM

Especialista em Pediatria com área de atuação em Neonatologia e Nutrologia pela SBP e Nutrição Enteral-Parenteral pela SBP/Sociedade Brasileira de Nutrição Parenteral e Enteral (BRASPEN). Mestre e Doutor em Medicina pela Universidade de São Paulo (USP). Professor Livre-docente em Pediatria da Faculdade de Medicina da USP (FMUSP). Presidente do DC Suporte Nutricional da Sociedade Brasileira de Pediatria (SBP) e Núcleo de Estudos Mil Dias da Sociedade de Pediatria de São Paulo (SPSP). Membro do Board Científico da Federação Latino Americana de Nutrição Clínica e Metabolismo (FELANPE).

TULIO KONSTANTYNER

Pediatra com Área de Atuação em Nutrologia. Pós-doutorado em Epidemiologia e Saúde Pública pela Faculty of Epidemiology and Population Health – London School of Hygiene & Tropical Medicine, University of London, e em Medicina pela Disciplina de Nefrologia do Departamento de Medicina da EPM-UNIFESP. Professor Adjunto, Chefe da Disciplina de Nutrologia e Orientador do Programa de Pós-graduação do Departamento de Pediatria da Escola Paulista de Medicina da Universidade Federal de São Paulo (EPM-UNIFESP). Membro Titular do Departamento Científico de Nutrologia da Sociedade Brasileira de Pediatria (SBP) e Vice-presidente do Departamento Científico de Nutrição da Sociedade de Pediatria de São Paulo (SPSP). Editor Executivo da *Revista Paulista de Pediatria*.

Dedicatórias

Aos "pequenos" da família, por serem inspiração para escrever sobre alimentação infantil: Lucas e Felipe (10 e 1 ano) do Rodrigo; Pedro (2 anos) do André; Luca (2 anos) da Kaka; Heleninha (14 anos) da Érika. Para minha sempre Isadora (17 anos).

Sonia Tucunduva Philippi

À minha mãe, Lúcia – exemplo eterno de força – que hoje olha por mim lá do céu;

Ao meu filho Theo (7 anos), meu maior amor;

Ao meu pai, Alcidney; aos meus irmãos, Tatiana e Junior; e ao meu marido, Weslei – meus pilares, meu apoio, minha motivação.

Tamara Lazarini

Dedico este livro para minha pequena grande família… José Luiz, Mariana e neto Caetano (6 anos), Luiza e netos Rafaella (6 anos) e Fábio (1a5m) que são meu porto seguro e minha luz.

Virgínia Resende Silva Weffort

Sumário

Prefácio XVII

Apresentação...XXI

Conteúdo complementar – plataforma digital XXV

1. A importância da alimentação na infância e o impacto na vida futura.............. 1
Tamara Lazarini, Sonia Tucunduva Philippi, Virgínia Resende Silva Weffort

2. Deficiências e excessos alimentares: cenário epidemiológico no Brasil 13
Virgínia Resende Silva Weffort, Patrícia Zamberlan, Tamara Lazarini, Rubens
Feferbaum, Tulio Konstantyner, Artur Figueiredo Delgado

3. Pirâmide dos Alimentos: grupos alimentares para a população infantil 31
Tamara Lazarini, Patrícia Zamberlan, Sonia Tucunduva Philippi

4. Recomendações e necessidades nutricionais: energia, macro e
micronutrientes para população infantil 61
Rita de Cássia de Aquino, Tamara Lazarini, Olga Maria Silverio Amancio, Virgínia
Resende Silva Weffort

5. Hábitos alimentares regionais, diversidade e sustentabilidade de acordo
com a Pirâmide Infantil.. 87
Regilda Saraiva dos Reis Moreira-Araújo, Junaura Rocha Barreto, Ana Maria de
Ulhôa Escobar

6. Tendências alimentares: vegetarianismo e *plant-based* 105
Virgínia Resende Silva Weffort, Mônica de Araújo Moretzsohn, Carolina Vieira de
Mello Barros Pimentel

XVI PIRÂMIDE DOS ALIMENTOS INFANTIL

7. Planejamento alimentar: distribuindo os grupos dos alimentos da pirâmide infantil nas diferentes refeições da criança 121
Tamara Lazarini, Lara Natacci

8. Inteligência Artificial em nutrição infantil: aplicações, benefícios e desafios ..143
Giliane Belarmino, Lara Natacci, Tamara Lazarini

9. O ambiente alimentar na infância e as medidas usuais de consumo da Pirâmide dos Alimentos 157
Sonia Tucunduva Philippi, Ana Carolina Leme, Erika Checon Romano

10. Receitas nutritivas para crianças: explorando os grupos alimentares da PAinf..173
Alessandra Fontes Ferreira da Silva Guerra, Tamara Lazarini, Clariana Colaço, Sonia Tucunduva Philippi

11. Dinâmicas para utilização da Pirâmide dos Alimentos Infantil (PAinf) 223
Adriana Servilha Gandolfo, Erika Christiane Toassa

Índice remissivo.. 241

Prefácio

Quando pensamos em pirâmides, a primeira coisa que nos vem à memória são gigantescos blocos egípcios, no meio do deserto, construídos para homenagear e abrigar o corpo e bens dos faraós. As construções grandiosas, cheias de artifícios e armadilhas para afastar os saqueadores, despertam nossa imaginação sobre múmias, riquezas escondidas e perigos mortais, mas eram símbolos de poder e eternidade para os faraós.

As pirâmides, em um contexto conceitual, são modelos que organizam informações de forma hierárquica, facilitando a compreensão de uma determinada estrutura ou teoria. Esse formato é utilizado em diversas áreas, como psicologia, educação e gestão, para representar relações e hierarquias entre diferentes elementos, necessidades ou processos.

O conceito de pirâmide também se tornou amplamente conhecido com a Pirâmide de Maslow, proposta pelo psicólogo Abraham Maslow em 1943, descrevendo uma hierarquia de necessidades humanas, que vão desde fisiológicas básicas até a autoatualização. Outro exemplo significativo é a Pirâmide de Aprendizagem, frequentemente associada ao trabalho do psiquiatra William Glasser. Essa pirâmide representa os diferentes níveis de retenção de informações, demonstrando que a prática e a aplicação ativa do conhecimento geram uma maior aprendizagem em comparação à memorização passiva.

Esses modelos demonstram como o sistema de pirâmide pode ser uma ferramenta poderosa para categorizar e hierarquizar informações complexas, oferecendo uma visão clara e estruturada sobre diversas temáticas. A estrutura de base larga e menor chegando à ponta foi essencial para desenhar a chamada Pirâmide Alimentar nos Estados Unidos na década de 90.

A Pirâmide Alimentar passa a ser, desde então, em inúmeros trabalhos científicos, uma representação gráfica que organiza hierarquicamente os vários grupos de alimentos, e mostra as quantidades recomendadas a serem consumidas para uma dieta saudável. O formato da pirâmide ajuda a visualizar o conjunto de alimentos, para equilíbrio da dieta, mas também para promover uma quantidade adequada de energia, fibras e nutrientes essenciais respeitando as recomendações nutricionais definidas pelos órgãos oficiais competentes.

O modelo da representação de distribuição dos alimentos que deveríamos consumir diariamente ou de forma contínua tem modelos próprios em diferentes culturas e países. Entretanto, em 1999, pioneira no desenho da Pirâmide Alimentar brasileira, Sonia Tucunduva Philippi mostra novamente sua força criativa no desenvolvimento da Pirâmide, em uma análise teórico-prática de elementos que evidenciam os dados de utilização de uma pirâmide alimentar como já apresentado em livros anteriores para adultos, demais estágios de vida, para alimentação vegetariana e também para algumas doenças.

Sonia é uma líder da nutrição no Brasil, professora, desbravadora e política. Lutadora no conceito do equilíbrio, não aceita pressões em assumir conceitos não adequados para a alimentação e inova em abordagens de alimentação infantil. Organizadora da Coleção Guias de Nutrição e Alimentação da Editora Manole, autora de inúmeros livros, orientadora de teses e ganhadora de prêmios, Sonia é incansável e nos brinda com este livro sobre a alimentação infantil no contexto da pirâmide, como já disse organizando informações de forma hierárquica, como nas pirâmides egípcias, trazendo Maslow e Glasser para facilitar a compreensão e retenção da estrutura alimentar baseada em evidências científicas e contribuindo para a ciência da Nutrição.

O livro *Pirâmide dos Alimentos Infantil* soma e integra duas organizadoras extremamente competentes e conhecidas. Virgínia Weffort, professora de Pediatria, membro de sociedades científicas, referência em alimentação da criança, é autora de *best-sellers* na nutrição da criança; Tamara Lazarini, nutricionista mestre e doutora, professora, membro de sociedades científicas, autora de artigos de nutrição materno-infantil e líder de projetos de ciência e marketing na indústria de alimentos, é a terceira voz.

Desta vez, as três organizadoras convidam autores, definem pautas importantes, inéditas e ainda não abordadas em literatura científica nacional para compor este livro sobre Pirâmide Alimentar Brasileira na Infância. Como dizem as organizadoras, Dras. Philippi, Weffort e Lazarini, traduzir o conceito da pirâmide, dos grupos alimentares e porções, para o uso de profissionais de saúde interessados na saúde infantil, é essencial, especialmente para a atuação em clínicas, escolas, creches e programas de saúde pública.

O livro *Pirâmide dos Alimentos Infantil* tem a colaboração de 19 autores conhecidos nacional e internacionalmente, em capítulos que retratam as recomendações nutricionais, a trajetória alimentar da criança desde o nascimento até os 10 anos de vida, a importância e a epidemiologia das deficiências e excessos nutricionais. Este formato abrangerá modelos diferentes de alimentação, considerando a modernidade, a sustentabilidade, os protocolos de atendimentos, as receitas culinárias, as dinâmicas para a aprendizagem infantil e o uso da inteligência artificial, como aliados na orientação alimentar na infância de forma lúdica e prática.

Esperamos que a ciência e a prática possam ser ferramentas importantes para as famílias, profissionais de saúde e políticos, com o intuito de promover um futuro melhor e mais saudável para nossas crianças. Que elas possam, passo a passo, subir os degraus do conhecimento piramidal, e consigam equacionar as diferenças abissais de nosso país. A utilização e o entendimento da Pirâmide dos Alimentos Infantil serão essenciais para galgarmos a ponta que merecemos; nossas crianças serão guiadas pelo conhecimento de quem as orienta.

Que honra poder ver este livro, poder utilizá-lo, e especialmente saber da amizade que durante muitos anos tenho tido a oportunidade de viver com as autoras. Se o prefácio lhes pareceu minucioso nos detalhes piramidais, garanto que o livro será muito mais interessante e valioso ao abordar todas as necessidades da nutrição na infância, tenho certeza!

Que seja uma linda leitura.
Mauro Fisberg

APRESENTAÇÃO

A união de três mulheres das áreas de Nutrição e Pediatria resultou, após um *brainstorming*, no desejo de desenvolverem juntas um livro voltado para profissionais de saúde que atuam na área pediátrica. O objetivo era criar uma obra que não apenas orientasse, mas também inovasse na abordagem nutricional infantil, tornando-se um marco na área.

Após o lançamento da 4ª edição da *Pirâmide dos Alimentos*, que introduziu a proposta do metaverso e a inversão dos grupos alimentares, as autoras perceberam a necessidade de oferecer às crianças uma ferramenta moderna para a orientação nutricional. Com a experiência e o conhecimento de cada uma, propuseram uma atualização científica para reforçar e alinhar as práticas alimentares às mais recentes diretrizes nutricionais.

Sabemos que a alimentação adequada na infância é essencial para o crescimento saudável e o desenvolvimento pleno das crianças, impactando diretamente a sua saúde no presente e no futuro. O livro, portanto, apresenta não apenas aspectos técnicos sobre os diferentes grupos alimentares, mas também proporciona aos profissionais de saúde uma compreensão profunda sobre como traduzir essas recomendações para a realidade cotidiana das crianças. O Iconográfico da Pirâmide dos Alimentos, um marco referencial na alimentação brasileira, ganha uma abordagem inédita, exclusiva e lúdica, adaptada às necessidades nutricionais infantis, facilitando sua aplicação prática no acompanhamento de crianças. Com certeza, este material servirá como um recurso instrucional de apoio às atividades educativas, podendo ser utilizado em momentos de orientação nutricional no consultório, ambulatório, creches, escolas, salas de aula e até mesmo em casa.

Para a elaboração deste livro, foram convidados cientistas, professores, pesquisadores e clínicos das áreas de Pediatria e Nutrição. Com suas *expertises*, eles contribuíram para a construção de cenários embasados cientificamente, destacando a importância da alimentação e nutrição infantil saudáveis.

Nosso público-alvo inclui pediatras, nutricionistas, nutrólogos, enfermeiros, psicólogos, educadores, pedagogos e demais profissionais da saúde que atuam no cuidado infantil. Buscamos contribuir para o aprimoramento desses especialistas, oferecendo acesso a informações atualizadas e especializadas. Além disso, o formato e a estrutura dos conteúdos nos capítulos tornam este material uma leitura essencial para acadêmicos de graduação, pós-graduação e especialização.

O grande diferencial desta obra é a ressignificação da Pirâmide dos Alimentos, com destaque aos grupos alimentares, transformando-a em uma ferramenta prática e lúdica para educar e engajar o público infantil. A adaptação das orientações para as refeições das crianças e a abordagem dos diversos grupos de alimentos de maneira simples, direta e educativa são aspectos que tornam este livro uma referência única. Com temas como a importância da alimentação na infância, as deficiências e excessos alimentares no Brasil, as recomendações nutricionais adequadas e até as tendências alimentares, como o vegetarianismo e dietas *plant-based*, o livro se insere como uma ferramenta vital tanto para a prática clínica quanto para a educação nutricional em escolas e creches.

Além disso, o livro traz a relevância do uso da inteligência artificial (IA) nos protocolos de atendimento, e propõe dinâmicas práticas e receitas culinárias que podem ser utilizadas no cotidiano das crianças, auxiliando os profissionais da saúde, cuidadores e educadores a aplicarem as orientações de maneira prática e eficaz. Com recursos como plataforma com acesso por *QR Code*, o acesso a fotos e dinâmicas do livro será facilitado, tornando a experiência mais interativa e ágil.

Por fim, a *Pirâmide dos Alimentos Infantil* (PAinf) não é apenas um livro técnico, mas uma ponte entre o conhecimento especializado e a implementação prática da alimentação saudável para crianças, com um olhar atento à diversidade regional, social, ambiental e às necessidades locais.

Do encontro intergeracional de três mulheres – mães (Theo; Mariana e Luiza; Caio e Tatiana) e avós (Rafaella, Caetano e Fabio; Isadora) – surgiu a sinergia entre a Dra. Tamara (nutricionista), a Dra. Virgínia (pediatra) e a Dra. Sonia (nutricionista). Dessa conexão, nasceu a *Pirâmide dos Alimentos Infantil* (PAinf), um livro que reflete nossa paixão pela Nutrição e nosso compromisso com a saúde infantil.

Acreditamos que esta obra será uma contribuição essencial para as gerações atuais e futuras, influenciando políticas públicas nutricionais e promovendo o aprimoramento da saúde infantil no Brasil. Que este livro inspire, transforme e guie profissionais, educadores e famílias na construção de hábitos alimentares mais saudáveis e sustentáveis para nossas crianças.

Com carinho,
As organizadoras Dras. Sonia, Tamara e Virginia

CONTEÚDO COMPLEMENTAR – PLATAFORMA DIGITAL

Esta obra possui conteúdo complementar disponibilizado em uma plataforma digital exclusiva, que inclui receitas e dinâmicas com instruções e arquivos para download.

Para ingressar no ambiente virtual, utilize o QR code abaixo, faça seu cadastro e digite o voucher:

PIRAMIDEALI

O prazo para acesso a esse material limita-se à vigência desta edição.

1

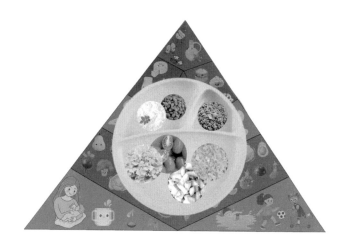

A importância da alimentação na infância e o impacto na vida futura

Tamara Lazarini
Sonia Tucunduva Philippi
Virgínia Resende Silva Weffort

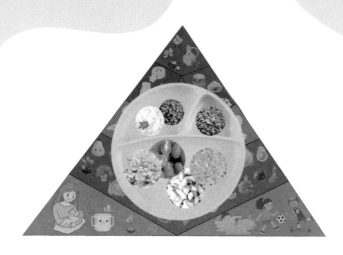

▶ SUMÁRIO

Referências, 10

"A infância é o solo sobre o qual caminharemos pelo resto da vida."

Lya Luft

A infância é um período crucial para o desenvolvimento humano, e a alimentação desempenha um papel fundamental nesse processo. A forma como uma criança se alimenta nos primeiros anos de vida influencia diretamente sua saúde física e mental, estabelecendo bases para o crescimento adequado, prevenção de doenças e formação de hábitos saudáveis ao longo da vida. Este capítulo explora a importância da nutrição infantil e seu impacto na vida adulta, abordando aspectos fisiológicos, psicológicos, ambientais e sociais da alimentação.

Na década de 1980, o epidemiologista britânico David Barker, baseado em suas pesquisas clínicas, criou a "Hipótese de Barker", onde propõe que a nutrição fetal e as condições intrauterinas têm um impacto duradouro na saúde ao longo da vida. Barker observou que bebês com baixo peso ao nascer tinham maior risco de desenvolver doenças crônicas na vida adulta, como doenças cardiovasculares, diabetes tipo 2 e hipertensão. Essa ideia deu origem ao conceito de "Programação Fetal", sugerindo que restrições nutricionais no útero poderiam causar adaptações fisiológicas e metabólicas que aumentariam a vulnerabilidade para doenças futuras.[1]

A partir dessa hipótese, com base em estudos clínicos prévios, surgiu o conceito DOHaD (*Developmental Origins of Health and Disease*), ou Origens Desenvolvimentistas da Saúde e Doença. Esse conceito expandiu a teoria de Barker, mostrando que não apenas a nutrição fetal, mas também fatores ambientais e epigenéticos durante a gestação e a primeira infância desempenhariam um papel crítico na determinação da saúde a longo prazo.[1]

A importância do conceito DOHaD ganhou repercussão além da esfera acadêmica, e em 2010 a Organização das Nações Unidas (ONU) lançou o programa *First One Thousand Days* (Primeiros Mil Dias).[1-3] Com o apoio governamental e da Fundação Bill & Melinda Gates, essa iniciativa inicialmente focou em esforços globais de nutrição e, a partir de 2015, expandiu sua atuação para a nutrição materno-infantil nos Estados Unidos, especialmente para populações vulneráveis. Atualmente, diversos países aderiram ao conceito e a organização continua sendo uma das principais defensoras do bem-estar materno e infantil, promovendo políticas de suporte à nutrição na primeira infância.[2,3]

Os primeiros 1.000 dias de vida de uma criança, que compreendem desde a concepção até os dois anos de idade [gestação 270 dias + 365 dias (1° ano) + 365 dias (2° ano)] (Figura 1), representam um período crucial para a definição das bases de saúde, crescimento e neurodesenvolvimento ao longo da vida.[2-8] Esse período é caracterizado por uma taxa de crescimento acelerada, na qual mudanças epigenéticas induzidas por fatores ambientais podem influenciar a expressão genética, afetando permanentemente o desenvolvimento da criança e potencialmente levando ao surgimento de doenças crônicas.[3-5,7]

> "Os primeiros 1.000 dias de vida representam uma janela de oportunidade única para garantir o desenvolvimento saudável da criança." – UNICEF[6]

Com base nas últimas evidências, tem-se discutido a possibilidade da expansão dessa "janela de oportunidades" para um período maior. Em 2019, a Austrália adotou a política estratégica que destaca a importância dos primeiros 2.000 dias na vida de uma criança (da concepção até os 5 anos de idade) e as ações que precisam ser adotadas para garantir que todas as crianças tenham o melhor começo de vida possível.[2]

Neste contexto, em 2022 o CDC (*Centers for Disease Control and Prevention*)[6] ampliou até os 5 anos de idade as diretrizes dos Marcos do Desenvolvimento Infantil. Ainda em 2022, a Associação Brasileira de Nutrologia (ABRAN)[7] publicou um consenso com a proposta de expansão da janela de oportunidades para um período de 2.200 dias, englobando desde a fase pré-concepcional até o final do quinto ano de vida, considerando os aspectos biológicos, sociais e psicológicos (Figura 1).

Os primeiros dias de vida, até os cinco anos de idade, são de intenso crescimento e desenvolvimento motor, cognitivo e neurológico, em que as crianças demandam nutrientes específicos. Do ponto de vista neurológico, a importância dessa fase é a suscetibilidade a agravos, que permite vulnerabilidade do crescimento e desenvolvimento do sistema nervoso central (SNC).[7]

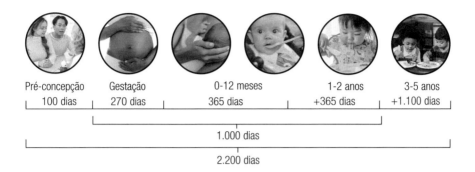

FIGURA 1 Primeiros 2.200 dias (3 meses que antecedem a concepção até 5 anos de vida).
Fontes das fotos: Kittipong / Samuel B. / GTeam / Pavol Klimek / shirohige / Stella – stock.adobe.com.

Outro fator primordial é que, dada a dependência de cuidados por um adulto, desde o nascimento até os 5 anos, é essencial que as crianças tenham um ambiente acolhedor e propício para desenvolver laços fortes com seus pais, cuidadores e profissionais de saúde, estabelecendo as bases para um desenvolvimento pleno e saudável[8] (ver Capítulo 9 sobre Ambiente Alimentar).

A fase pré-escolar, que compreende as idades de 2 a 6 anos, é caracterizada por um crescimento mais acentuado em altura do que em peso (cerca de 5 a 7 cm/ano e 2 a 3 kg/ano) e por representar um período de transição entre a dependência total, típica da fase de lactente (0 a 2 anos), e o início da independência, característica da fase escolar (7 a 10 anos).[9,10]

Obviamente, a jornada de intervenções não deve cessar aos 5 anos de idade, mas deve se estender por toda a infância. Em todas as fases (lactente, pré-escolar e escolar), o desenvolvimento é um processo multidimensional, em que o progresso em uma área impulsiona avanços em outras. Da mesma forma, atrasos em um domínio podem afetar negativamente os demais. Por exemplo, a desnutrição na primeira infância compromete o desenvolvimento físico e pode levar a atrasos cognitivos e baixo desempenho escolar. O desenvolvimento infantil abrange quatro áreas inter-relacionadas: física, cognitiva, linguística e socioemocional[8], conforme observado na Figura 2.

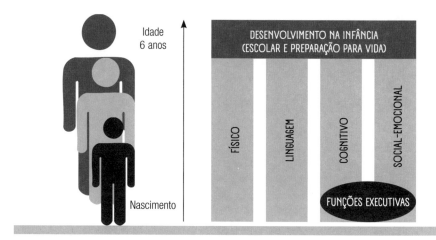

FIGURA 2 Domínios do desenvolvimento infantil.
Fonte: adaptada de da Cunha AJ et al., 2015.[8]

Na alimentação do pré-escolar, dois traços de personalidade são conhecidos por dificultarem o estabelecimento de uma alimentação qualitativa e quantitativamente saudável e variada que, apesar de distintos, podem manifestar de forma associada, dependendo da idade e do meio ambiente, como: a neofobia, que caracteriza a resistência ou recusa em experimentar novos alimentos, sendo um comportamento comum, especialmente na infância; e o *picky/fussy eater* (ou "comedores seletivos") que são crianças que apresentam uma alimentação altamente seletiva, recusando diversos alimentos e preferindo apenas um grupo limitado de opções.[9] Diferente da neofobia alimentar, que se refere à recusa de experimentar novos alimentos, *picky eaters* podem até aceitar alguns alimentos novos, mas têm forte preferência por certos sabores, texturas ou cores.

As chamadas dificuldades alimentares (DA) na infância são problemas considerados cada vez mais frequentes e preocupantes para os pais, cuidadores e profissionais de saúde envolvidos no processo de alimentação das crianças.[11] Estima-se que entre 25 e 35% das crianças saudáveis (pré-escolares e escolares) apresentam DA em graus menos severos, e que um terço dos lactentes apresentam algum grau de seletividade alimentar entre 1 e 2 anos de vida.[11]

Ainda na infância, a fase escolar (7 a 10 anos) é marcada por um aumento da atividade física e um ritmo de crescimento constante, com um ganho significativo de peso que antecede o estirão da adolescência. Nesse estágio de vida, a criança conquista maior independência, tanto na escolha e preferência alimentar quanto na formação de novos laços sociais. Esse processo, aliado à educação, torna-se determinante para o desenvolvimento de novos hábitos e a consolidação daqueles já adquiridos.[9] Assim, garantir um equilíbrio alimentar que atenda às demandas nutricionais é essencial para um crescimento saudável nessa fase.[9,10] Reforça-se então a importância da orientação alimentar desde a pré-concepção, durante a infância, adolescência e fase adulta.

"A alimentação saudável durante toda infância é um dos pilares fundamentais para o crescimento, desenvolvimento e prevenção de doenças na vida adulta." – Sociedade Brasileira de Pediatria (SBP)

Os pilares para uma vida saudável preconizados pela Universidade de Harvard[12] envolvem alimentação equilibrada, atividade física regular, qualidade do sono, saúde mental e bem-estar emocional, além de relações sociais. Concordando com a necessidade de integrar todos os pilares e sabendo das dificuldades, Philippi (2024) publicou na 4ª edição do livro *Pirâmide dos Alimentos* o metaverso da pirâmide, onde redistribuiu, priorizou, redimensionou e renomeou os grupos alimentares, assim como a categorização dos alimentos que influenciam as escolhas.[13] Até então, os grupos alimentares do hábito da população brasileira eram organizados com base nos seus principais nutrientes e energia, com base em uma dieta de 2.000 kcal, distribuídos nos grupos para compor as principais refeições. A pirâmide atual propõe uma ordenação disruptiva, baseada na sustentabilidade, na segurança alimentar e na promoção de uma alimentação saudável.

Os grupos da pirâmide englobam a diversidade alimentar e alimentos *in natura*, respeitam a diversidade cultural, regional e incentivam o padrão alimentar brasileiro, que inclui a combinação de arroz e feijão, FLV (Frutas, Legumes e Verduras) e alimentos fontes de proteínas (carnes, lácteos e ovos), além do consumo de cereais integrais e a escolha por alimentos fontes de lipídios mono e poli-insaturadas, como azeite de oliva, nozes e castanhas.

Nesse contexto, a Pirâmide Alimentar Infantil (PAinf), alicerçada e baseada na Pirâmide dos Alimentos para a população brasileira,[13] é considerada uma ferramenta fundamental para a educação nutricional, desempenhando um papel estratégico na orientação sobre hábitos alimentares saudáveis e no estímulo a escolhas alimentares equilibradas desde a infância. Sua estrutura hierárquica facilita a compreensão dos grupos alimentares e das proporções adequadas de consumo, contribuindo no planejamento dietético e promovendo a adoção de uma dieta variada e nutricionalmente adequada. Além disso, a PAinf se estabelece como um recurso essencial para profissionais de saúde, educadores e familiares, auxiliando na promoção do desenvolvimento infantil saudável[13] e na implementação de estratégias de redução do risco de doenças crônicas.

A Pirâmide do Estilo de Vida Mediterrâneo,[14] publicada em 2024, também apresenta uma versão atualizada voltada para crianças e adolescentes, que pode ser usada como ferramenta de prevenção por profissionais de saúde e educadores. A pirâmide foi desenvolvida a partir de um consenso entre especialistas internacionais em um fórum sobre Culturas Alimentares Mediterrâneas, considerando evidências científicas recentes, e traz no seu iconográfico figuras de atividade física, água, sustentabilidade e distribuição dos grupos alimentares do hábito alimentar dos países mediterrâneos.

A base da pirâmide mediterrânea é focada também no grupo FLV, oleaginosas, grãos integrais e, devido ao hábito alimentar dos países, no azeite de oliva extravirgem. No entanto, destaca-se a importância do consumo adequado de peixe, laticínios e carnes para o desenvolvimento do corpo e do cérebro. Além da alimentação, são enfatizados a prática de atividade física, o sono adequado e a saúde emocional, assim como o consumo de produtos sazonais e sustentáveis.[14]

Para a PAinf brasileira considerou-se a ênfase no grupo FLV, destacando-se a diversidade das frutas brasileiras (ver Capítulo 5), o incentivo à mistura do arroz e feijão, a recomendação do grupo dos lácteos, carnes e ovos. A extensão da nossa orla marítima permite orientar para o consumo de peixes e frutos do mar juntamente com as demais carnes. Em todos os momentos, é importante lembrar que preparações culinárias feitas em casa, com seleção de alimentos sazonais e uso de técnicas adequadas de preparo, são essenciais para a manutenção da qualidade nutritiva das refeições.

Neste estilo de vida atual, as crianças devem participar em todos os contatos com o alimento desde a seleção, compra, preparo, apresentação à mesa, comer em conjunto e participar da limpeza final, interagindo de forma positiva na sociedade em que estão inseridas.

A PAinf considerou também a tendência do vegetarianismo e *plant--based* nos grupos alimentares e as possibilidades para orientação no planejamento dietético das crianças. As famílias têm adotado modelos vegetarianos/veganos estendendo os novos hábitos alimentares às crianças e para tanto devem ser orientadas para a multiplicidade de fatores a serem reservados, desde a seleção, preparo e aceitação dos grupos alimentares, destacando-se junto com o grupo FLV o incentivo das PANCs. A mudança no ambiente alimentar onde as crianças se inserem também é detalhada no Capítulo 9, reforçando que os hábitos alimentares se formam na infância e que as refeições em família são essenciais.

Os avanços no conhecimento sobre a influência da nutrição e dos cuidados na infância reforçam a necessidade de intervenções precoces e sustentadas. A expansão da janela de oportunidades para consensos com idade ampliada, guias alimentares e materiais instrucionais (ver Capítulo 11), como a PAinf, representam um importante marco para a orientação dos profissionais de saúde, assim como para subsidiar políticas públicas que garantam melhor qualidade de vida para nossas crianças e para as futuras gerações.

10 PIRÂMIDE DOS ALIMENTOS INFANTIL

> **⟫ TAKE HOME MESSAGES ⟪**
>
> 1. A infância é um período essencial para o desenvolvimento, e a alimentação adequada nessa fase impacta a saúde, o crescimento e a formação de hábitos para toda a vida.
> 2. Os primeiros 1.000 dias de vida são essenciais para a saúde, o crescimento e o neurodesenvolvimento infantil.
> 3. A expansão para 2.200 dias inclui desde a fase pré-concepcional até os cinco anos, considerando aspectos biológicos, sociais e psicológicos.
> 4. O desenvolvimento infantil é multidimensional, e atrasos em uma área podem impactar negativamente outras, como no caso da desnutrição e do desempenho cognitivo.
> 5. A Pirâmide Alimentar Infantil é uma ferramenta essencial para a educação nutricional, promovendo hábitos saudáveis desde a infância.

REFERÊNCIAS

1. SILVEIRA P. P.; PORTELLA, A. K.; GOLDANI, M. Z.; BARBIERI, M. A. Developmental Origins of Health and Disease (DOHaD). **J Pediatr** (Rio J), v. 83, n. 6, p. 494-504, 2007.

2. NSW MINISTRY OF HEALTH. **The first 2000 days framework.** North Sydney, Australia, 2019. Disponível em: https://www1.health.nsw.gov.au. Acesso em: fevereiro 2025.

3. ONG, T. P.; SOUZA, F. I. S. **Nutrição no início da vida: evidências científicas para prevenção de doenças.** 1. ed. Santana do Parnaíba: Manole, 2022.

4. BLACK, M. M.; PÉREZ-ESCAMILLA, R.; RAO, S. F. Integrating nutrition and child development interventions: scientific basis, evidence of impact, and implementation considerations. **Adv Nutr** v. 6, p. 852-9, 2015. doi:10.3945/an.115.010348.

5. LEME, A. G. S. et al. **Micronutrientes: da gestação aos 6 primeiros anos de vida.** International Life Sciences Institute, 2019. Série de Publicações ILSI Brasil.

6. **CDC's Developmental Milestones,** 2022. Disponível em: https://www.cdc.gov. Acesso em: fevereiro 2025.

7. NOGUEIRA-DE-ALMEIDA, C.A.; RIBAS FILHO, D.; WEFFORT, V. R. S.; UED, F. V.; NOGUEIRA-DE-ALMEIDA, C. C. J.; NOGUEIRA, F. B. et al. First 2,200 days of life as a window of opportunity for multidisciplinary action regarding the

developmental origin of health and disease: positioning of the Brazilian Association of Nutrology. **International Journal of Nutrology** 2022; 15(3).

8. DA CUNHA, A. J.; LEITE, A. J.; DE ALMEIDA, I. S. The pediatrician's role in the first thousand days of the child: the pursuit of healthy nutrition and development. J **Pediatr (Rio J)**, v. 91, p. S44-51, 2015.

9. WEFFORT, V. R. S.; LAMOUNIER, J. A. **Nutrição em Pediatria; Da neonatologia à adolescência.** 3. ed. Barueri: Manole, 2024.

10. SOCIEDADE BRASILEIRA DE PEDIATRIA (SBP). WEFFORT, V. R. S.; SILVA, L. R. **Manual de Alimentação: orientações para alimentação do lactente ao adolescente, na escola, na gestante, na prevenção de doenças e segurança alimentar.** 5. ed. rev. ampl. São Paulo: SBP, 2024.

11. FISBERG, M.; MAXIMINO, P. **A criança que come mal: atendimento multidisciplinar.** Barueri, SP: Manole, 2021.

12. WILLETT, W. et al. Food in the Anthropocene: the EAT–Lancet Commission on healthy diets from sustainable food systems. **The Lancet,** v. 393, n. 10170, p. 447-492.

13. PHILIPPI, S. T. **Pirâmide dos alimentos: fundamentos básicos da nutrição.** 4. ed. rev. ampl. Barueri: Manole, 2024.

14. CASAS, R.; RUIZ-LEÓN, A. M.; ARGENTE, J.; ALASALVAR, C.; BAJOUB, A.; BERTOMEU, I. et al. A new Mediterranean Lifestyle Pyramid for children and youth: a critical lifestyle tool for preventing obesity and associated cardiometabolic diseases in a sustainable contexto. **Advances in Nutrition,** 2024. Disponível em: https://doi.org/10.1016/j.advnut.2025.100381.

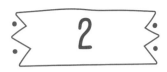

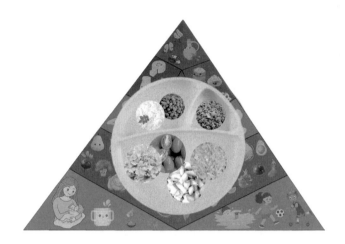

Deficiências e excessos alimentares: cenário epidemiológico no Brasil

Virgínia Resende Silva Weffort
Patrícia Zamberlan
Tamara Lazarini
Rubens Feferbaum
Tulio Konstantyner
Artur Figueiredo Delgado

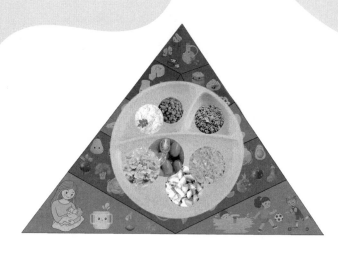

▶ SUMÁRIO

Deficiências de macronutrientes e micronutrientes na infância, 19

Excessos alimentares na infância, 23

Referências, 28

O período neonatal abrange do nascimento até 28 dias de vida. É um período crítico para o crescimento e desenvolvimento infantil, sendo muito vulnerável às deficiências nutricionais que podem ter consequências graves imediatas ou a longo prazo. A suplementação pré-natal materna é fundamental para um melhor aporte pelo recém-nascido (RN), principalmente de ferro, vitaminas D e A.

A amamentação é a continuação natural da nutrição fetal que se inicia na gestação por meio da via placentária. O leite humano (LH) é o alimento perfeito para o crescimento harmônico e o desenvolvimento saudável de lactentes e crianças pequenas. A Organização Mundial da Saúde (OMS) recomenda a amamentação exclusiva até os 6 meses de vida, e a partir de então, com a introdução da alimentação complementar, até os 2 anos de idade ou mais.

As necessidades nutricionais dos recém-nascidos a termo (RNT) são supridas pelo aleitamento materno exclusivo (AME), sendo a ação de excelência no combate aos desvios nutricionais (subnutrição e obesidade futura).

O LH é um fluido complexo que reúne mais de 150 substâncias diferentes em sua composição, todas com funções biológicas definidas; e apresenta variações importantes conforme a idade gestacional (IG) e cronológica da criança, no decorrer da mamada e durante as fases da lactação (Quadro 1). O conhecimento da composição e variações do LH possibilitam a utilização de todos os seus atributos de qualidade na nutrição do RNT, e com algumas adequações também do RN pré-termo (RNPT).

QUADRO 1 Composição nutricional do leite humano conforme a fase de lactação

Componente	Colostro	Leite de transição	Leite maduro	Leite de vaca
Água (g/dL)	87,2	86,4	87,6	87,3
Energia (kcal/dL)	58	74	71	69
Lactose (g/dL)	5,3	6,6	7,0	4,8
Gorduras (g/dL)	1,8-2,9	2,9-3,6	3,0-3,8	3,7
Proteínas (g/dL)	2,7	1,6	1,2	3,3

(continua)

16 PIRÂMIDE DOS ALIMENTOS INFANTIL

QUADRO 1   Composição nutricional do leite humano conforme a fase de lactação *(continuação)*

Componente	Colostro	Leite de transição	Leite maduro	Leite de vaca
Vit. A (mcg/dL)	161	88	53	34
Vit. D (UI/dL)	–	–	0,4-10,0	0,3-4,0
Vit. E (mcg/dL)	1500	680	460	400
Vit. K (mcg/dL)	–	–	1,5	6,0
Vit. B1 (mcg/dL)	1,9	5,9	16	42
Vit. B2 (mcg/dL)	30,2	36,9	43	157
Niacina (mcg/dL)	–	–	172	85
Vit. B6 (mcg/dL)	1,7	3,5	11	48
Ácido fólico (mcg/dL)	–	–	4-5	5
Vit. B12 (mcg/dL)	0,05	–	0,18	0,56
Vit. C (mg/dL)	7,2	7,1	4,30	1,80
Sódio (mEq/dL)	21	13	7	25
Potássio (mEq/dL)	19	16	14	35
Cloro (mEq/dL)	26	15	12	29
Cálcio (mg/dL)	31-32	29-34	28-33	125
Fósforo (mg/dL)	12-14	15-17	13-15	96
Magnésio (mg/dL)	3-4	2,7-4	3-4	12
Ferro (mg/dL)	0,09	0,04	0,15	0,10
Iodo (mg/dL)	0,012	0,002	0,007	0,021
Zinco (mg/dL)	0,50-0,96	0,32-0,46	0,25-0,37	0,38
Cobre (mg/dL)	0,05	0,05	0,04	0,03

Fonte: adaptado de Laurindo VM et al., 1992.

De maior importância é a dinâmica da composição do leite materno, dependente da nutrição da gestante durante o pré-natal e, posteriormente, durante a lactação. A maior parte das vitaminas, minerais e oligoelementos tem passagem transplacentária através de transporte ativo, sendo que muitos nutrientes apresentam maior concentração sanguínea no nível do cordão umbilical, quando comparado ao sangue materno.

O desmame precoce, caracterizado pela interrupção da amamentação antes dos seis meses de vida, pode expor o RN a diversos riscos nutricionais, como deficiências e também excessos. A introdução precoce de alimentos e do leite de vaca *in natura* pode comprometer a absorção desses nutrientes e aumentar o risco de infecções e doenças crônicas a longo prazo. Algumas das principais possíveis deficiências nutricionais relacionadas ao desmame precoce são:

- Deficiência de ferro: o leite materno contém ferro de alta biodisponibilidade, essencial para a prevenção da anemia ferropriva. A introdução inadequada de alimentos com ferro de baixa biodisponibilidade pode levar à deficiência desse mineral, comprometendo o desenvolvimento neurológico e cognitivo do RN.
- Deficiência de zinco: micronutriente essencial para o crescimento, cicatrização de tecidos e função imunológica, sendo que sua deficiência pode impactar sobremaneira o desenvolvimento infantil.
- Deficiência de ácidos graxos essenciais: os lipídios presentes no leite materno são fundamentais para o desenvolvimento cerebral e a formação da bainha de mielina dos neurônios. O desmame precoce pode levar a um déficit desses nutrientes essenciais.

No contexto dos excessos, a idade de introdução e a qualidade da alimentação complementar também merecem destaque. A introdução precoce da alimentação complementar, especialmente dos alimentos sólidos, além de interromper o AME, leva a maior ingestão energética, contribuindo para a obesidade tanto a curto, como a longo prazo. Estudos têm encontrado associação entre a idade de introdução dos alimentos sólidos e o *índice de massa corporal* (IMC) na infância mais tardia, sendo verificado que o risco de excesso de peso/obesidade reduz significativamente com a introdução de alimentos sólidos tardiamente.

Publicações recentes do Ministério da Saúde (MS) destacam uma alta prevalência de inadequações na alimentação complementar durante o primeiro ano de vida. Entre os principais problemas identificados estão a introdução precoce de leite de vaca integral, o acréscimo de carboidratos simples às mamadeiras e o consumo de alimentos industrializados ricos em açúcares, gorduras e sal, que é habitual e frequente pela família.

Essas práticas alimentares inadequadas – caracterizadas pelo excesso desses alimentos calóricos e industrializados, e pela deficiência de vitaminas e minerais (baixo consumo de frutas, legumes e verduras) – não apenas favorecem o desenvolvimento da obesidade e de comorbidades associadas, mas também comprometem o desenvolvimento cognitivo. O cérebro cresce intensamente até os dois anos de idade e, para um crescimento adequado, requer a oferta adequada de nutrientes essenciais, especialmente, ferro, iodo e zinco.

Diante desses resultados, diretrizes internacionais, incluindo recomendações europeias e americanas, reforçam a orientação da OMS e do próprio MS do Brasil, de que o AME deve ser mantido até os seis meses de vida, momento em que a alimentação complementar deve ser introduzida de forma gradual e equilibrada. Além disso, o acompanhamento nutricional é essencial e deve incluir: monitoramento antropométrico (avaliação regular do peso, comprimento e perímetro cefálico); suplementação nutricional em casos de risco ou deficiência identificada (ferro, vitamina A, vitamina D); orientação dos pais ou responsáveis sobre a importância da amamentação exclusiva até os seis meses e da introdução adequada de alimentos complementares a partir dessa idade (na ausência do aleitamento materno com a escolha de fórmulas infantis adequadas, quando necessário); planejamento alimentar individualizado considerando as necessidades específicas do RN, garantindo a oferta de todos os grupos de alimentos (ver Capítulos 3, 4 e 7) e assegurando a adequação de macro e micronutrientes; e, por fim, e não menos importante, orientação sobre a adequada higiene dos alimentos para redução do risco de infecções gastrointestinais, evitando assim o ciclo infecção-subnutrição.

DEFICIÊNCIAS DE MACRONUTRIENTES E MICRONUTRIENTES NA INFÂNCIA

A deficiência de macronutrientes na infância pode levar à subnutrição e trazer sérias consequências para o crescimento, desenvolvimento e saúde geral da criança (Quadro 2).

Atualmente, a prevalência de subnutrição no Brasil tem diminuído ao longo dos anos, mas ainda é uma preocupação em certas populações e regiões. O Estudo Nacional de Alimentação e Nutrição Infantil de 2019 (ENANI-2019) avaliou o estado nutricional de crianças brasileiras menores de 5 anos, evidenciando que 6,0% das crianças apresentavam baixa estatura para a idade, indicando subnutrição crônica; 1,9% delas foram classificadas com baixo peso para a idade; e 1,6% apresentavam magreza, refletindo desnutrição aguda. As regiões Norte e Nordeste apresentaram as maiores prevalências, especialmente para subnutrição crônica, 10,1% e 7%, respectivamente, enquanto as regiões Sul e Sudeste registraram os menores índices. Essas diferenças regionais refletem desigualdades socioeconômicas, não acesso a serviços básicos de saúde e alimentação inadequada.

QUADRO 2   Deficiências de carboidratos, proteínas e lipídios e suas consequências na infância

Nutriente	Consequências
Carboidratos	• Déficit energético – pode levar à perda de peso, cansaço e dificuldade de concentração. • Hipoglicemia – baixos níveis de glicose podem causar tontura, tremores, irritabilidade e, em casos graves, convulsões. • Alterações no crescimento – o organismo pode utilizar proteínas como fonte de energia, prejudicando o desenvolvimento muscular e ósseo.
Proteínas	• Atraso no crescimento e desenvolvimento; comprometimento do sistema imunológico – aumenta a suscetibilidade a infecções. • Edemas – o desequilíbrio proteico afeta a distribuição de líquidos no organismo, levando ao acúmulo em tecidos. • Alterações cognitivas – a deficiência proteica pode prejudicar o aprendizado e o desenvolvimento neurológico.

(continua)

QUADRO 2 Deficiências de carboidratos, proteínas e lipídios e suas consequências na infância *(continuação)*

Nutriente	Consequências
Lipídios	• Déficit no desenvolvimento neurológico – ácidos graxos essenciais, como o ômega 3, são importantes para a formação das conexões cerebrais. • Risco aumentado de deficiências vitamínicas – a falta de lipídios compromete a absorção de vitaminas essenciais para o crescimento ósseo, imunidade e visão. • Baixa reserva energética – crianças com deficiência de gorduras podem ter menos resistência a períodos de jejum e maior vulnerabilidade a doenças.

Principais deficiências de micronutrientes na infância

As deficiências de micronutrientes, sobretudo na forma subclínica, têm destacada e crescente importância em estudos populacionais reforçando o conceito da "fome oculta", definida como carência não explícita de um ou mais micronutrientes, em um estágio anterior ao surgimento dos sinais clínicos de carência detectáveis. Com frequência, a "fome oculta" ocorre de forma combinada a outras deficiências vitamínicas e de minerais, em razão da estreita associação entre fontes dietéticas, vias metabólicas e funções fisiológicas, de modo que carências múltiplas podem estar mascaradas pela carência maior de um único micronutriente.

Ferro

A anemia, por seu aspecto multifatorial, deve ser considerada um fiel marcador tanto de nutrição inadequada quanto de condição adversa à saúde de populações. Neste sentido, a OMS propõe dimensionar esse agravo de acordo com a prevalência de anemia encontrada em localidades ou países, sendo considerado um problema de baixa relevância se a prevalência estiver entre 5 e 19,9%, média entre 20 e 39,9% e elevada quando acima de 40%.

Estudos nacionais recentes têm reforçado a dimensão da anemia entre as crianças brasileiras. Uma metanálise (Vieira et al., 2010) na qual foram incluídos 37 artigos, em um total de 17.741 crianças de 6 a 60 meses de idade, sob diferentes cenários epidemiológicos, encontrou uma prevalência geral de anemia da ordem de 40,1%, similar a uma revisão sistemática de Nogueira et al., 2021 composta por 134 artigos elegíveis e um universo de 46.978 crianças de zero a 83,9 meses de idade, que encontrou mediana de prevalência da ordem de 33% de anemia em nível nacional. Quando estratificada por regiões geográficas brasileiras, a prevalência foi maior na região Nordeste (38%) e semelhante nas regiões Norte e Centro-Oeste (36%), com o Sul e Sudeste alcançando as menores taxas, 35% e 28%, respectivamente.

Zinco

No Brasil, a prevalência desta deficiência entre as crianças atinge até 78%, segundo estudos locais realizados nas regiões Norte, Nordeste e Sudeste. Por outro lado, o ENANI-2019, que avaliou crianças de 6 a 59 meses, estimou que a prevalência de deficiência deste nutriente foi de 17,8% no Brasil, variando de 14,6% na região Norte a 20,8% na região Sudeste.

Lactentes, adolescentes, gestantes e lactantes apresentam maior risco de deficiência de zinco pelas características alimentares, maior velocidade de crescimento físico e alta demanda metabólica. No geral, o maior determinante da deficiência de zinco na população é a falta de consumo de alimentos fontes, suficiente para atender as necessidades do organismo. Em países em desenvolvimento, onde ocorre o alto consumo de cereais, tubérculos e raízes, há um elevado risco dessa deficiência, pois o zinco nesses alimentos apresenta baixa biodisponibilidade.

Vitamina A

Estudos regionais em diferentes áreas do Brasil sugerem que 20 a 63% da população geral apresenta carência subclínica ou marginal de vitamina A. Essas porcentagens, que são maiores entre as crianças de 6 a 24 meses, caracterizam o estado de grave problema de saúde pública, de acordo com os critérios da OMS. No entanto, mais recentemente, o ENANI-2019 estimou que a prevalência de deficiência da vitamina em crianças brasileiras de 6 a 59 meses foi de 6%, variando de 4,3% na região Sudeste a 9,5% na região Centro-Oeste. Essa estimativa pode representar um importante avanço nas estratégias de prevenção e controle dessa deficiência no Brasil.

As precárias condições socioeconômicas e ambientais das famílias, como a baixa renda *per capita*, o suprimento insuficiente de água para consumo, a má higiene pessoal, a falta de acesso a serviços de saúde e a dificuldade de cultivo de alimentos são os principais determinantes de deficiência de vitamina A.

Vitamina D

A prevalência de deficiência de vitamina D tem aumentado nas últimas décadas. Cerca de 1 bilhão de pessoas em todo o mundo apresentam deficiência de vitamina D.

Dentre as crianças, as maiores taxas ocorrem entre os lactentes, principalmente os prematuros. As características socioculturais e regionais têm papel fundamental na determinação dos baixos níveis de vitamina D circulante, como ausência de consumo de alimentos fontes, falta de exposição solar, presença de poluição atmosférica e áreas de maior altitude e latitude. O ENANI-2019 estimou que apenas 4,3% das crianças entre 6 e 59 meses apresentam deficiência de vitamina D no Brasil, variando de 0,9% na região Nordeste a 7,8% na região Sul. A deficiência foi mais prevalente em crianças de cor ou raça branca (6,6%) do que naquelas de cor ou raça parda (2,9%) ou preta (2,3%).

Vitamina B12

Os principais fatores determinantes da deficiência de vitamina B12 são o consumo alimentar inadequado, como adoção de dietas vegetarianas, uso crônico de medicamentos que dificultam a absorção, como a metformina, e doenças gastrointestinais, como anemia perniciosa, doença inflamatória e síndromes de má absorção.

Crianças e adolescentes estão entre os grupos de risco para essa deficiência, devido a possíveis erros alimentares (falta de ingestão de alimentos de origem animal) que dificultam o alcance das necessidades diárias de ingestão da vitamina. O ENANI-2019 estimou uma prevalência de 14,2% de deficiência de vitamina B12 em crianças brasileiras entre 6 e 59 meses, variando de 9,6% na região Sul a 28,5% na região Norte. A deficiência foi mais frequente em crianças entre 6 e 23 meses (25,4%) do que naquelas entre 24 e 59 meses (8,5%).

A prevalência da deficiência de B12 pode ser reduzida com a melhoria do acesso e da disponibilidade de alimentos ricos e fontes dessa vitamina, e com o manejo clínico adequado das doenças crônicas. Isso deve ser considerado na elaboração de estratégias de prevenção em toda a população e no acompanhamento de pacientes e grupos de risco.

EXCESSOS ALIMENTARES NA INFÂNCIA

O excesso de ingestão calórica na infância pode ser atribuído a uma combinação de fatores comportamentais, ambientais e biológicos. Estudos indicam que o tamanho das porções e a frequência das refeições são fatores críticos que contribuem para o aumento da ingestão calórica. Por exemplo, um aumento no tamanho das refeições está associado a um crescimento mais rápido em crianças, independentemente da frequência das refeições. Além disso, a densidade energética dos alimentos e o número de ocasiões de alimentação ao longo do dia também desempenham papéis significativos no aumento da ingestão calórica (ver Capítulos 7 e 9).

As características individuais das crianças, como traços de apetite, também influenciam a ingestão calórica. Crianças com menor resposta à saciedade ou maior resposta ao alimento tendem a consumir mais energia diariamente. Além disso, comportamentos alimentares como comer rapidamente, comer na ausência de fome e alta apreciação por alimentos, são associados a um maior consumo energético e, consequentemente, ao ganho de peso. O ambiente alimentar, incluindo a exposição ao marketing de alimentos não saudáveis e a não realização de refeições em família também impactam significativamente as escolhas alimentares das crianças, levando a um aumento na ingestão de alimentos de baixo valor nutricional. A predisposição genética e o ambiente familiar são outros fatores que influenciam a capacidade das crianças de autorregular a ingestão alimentar.

Essa ingestão calórica excessiva na infância está associada a uma série de riscos à saúde, muitos dos quais têm implicações a longo prazo. O excesso de peso e a obesidade infantil são os principais fatores de risco para várias condições de saúde, com o aumento de sua prevalência em todo o mundo. Além da ingestão excessiva de calorias, o consumo excessivo de proteínas na infância também está associado a um maior risco de excesso de peso e obesidade, tanto a curto quanto a longo prazo, incluindo a adolescência e a vida adulta. Estudos indicam que uma alta ingestão de proteínas, especialmente de fontes animais, está associada a um aumento do IMC para a idade (IMC/I) e da adiposidade em crianças. Mecanismos subjacentes a essas associações incluem a influência de aminoácidos específicos, como a leucina, que podem afetar o fator de crescimento semelhante à insulina (IGF-I), promovendo o ganho de peso. Ademais, a ingestão elevada de proteínas pode alterar o ambiente hormonal, aumentando os níveis de insulina e glucagon, o que pode contribuir para o risco de doenças cardiometabólicas. As causas da elevada ingestão proteica incluem fatores dietéticos e culturais, como a tendência de dietas ricas em proteínas em países desenvolvidos, onde a ingestão de proteínas pode ser duas a três vezes maior do que as recomendações, e a preferência por fontes de proteína animal.

Estima-se que o número de crianças e adolescentes obesos, com idades entre 5 e 19 anos, aumente para 254 milhões até 2030, de acordo com projeções da *World Obesity Federation*, que classifica o Brasil como um país com "alto risco nacional de obesidade", atribuindo escore 7,5, em uma escala cuja pontuação máxima é 10, com base em fatores como prevalência e taxa de crescimento da obesidade no país.

Em 2019, foi publicado o "Atlas da obesidade infantil no Brasil", com dados de crianças acompanhadas na atenção primária derivados do Sistema de Vigilância Alimentar e Nutricional (SISVAN). Segundo esse documento, as prevalências de excesso de peso e obesidade são, respectivamente, de 11 e 7,9% em menores de 2 anos; 7,8 e 6,5% entre 2 e 4 anos; 16,1 e 13,2% entre 5 e 9 anos. O ENANI-2019 também avaliou as prevalências de magreza, risco de excesso de peso e obesidade de acordo com o IMC em crianças menores de 5 anos no Brasil, que estão demonstradas na Figura 1.

A qualidade do consumo alimentar entre crianças e adolescentes apresentou significante piora nas últimas décadas, com aumento considerável de alimentos ricos em sódio, gorduras saturadas e, frequentemente, adicionados de açúcares. Os países de alta renda procuram mecanismos de con-

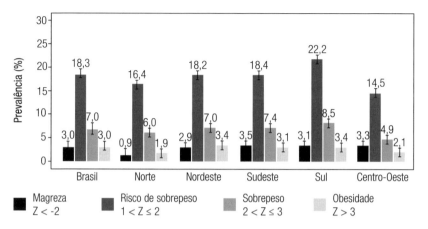

FIGURA 1 Prevalências de magreza, risco de sobrepeso, sobrepeso e obesidade de acordo com o IMC/I em crianças menores de 5 anos no Brasil.

trole para a disseminação descontrolada desses alimentos, enquanto os países de baixa e média renda se encontram ainda com ampla utilização desses alimentos pela população infantil. Assim sendo, as principais sociedades científicas de nutrição e endocrinologia preconizam, por exemplo, o controle do tamanho das porções alimentares (ver Capítulo 9) e a preferência pelo consumo de frutas, legumes, verduras e cereais integrais. As orientações procedentes dos consensos e dos guias nutricionais gerais são importantes, bem como a educação alimentar e o acompanhamento das práticas de prevenção e consumo pelos pais e profissionais de saúde.

A ingestão excessiva de vitaminas e minerais também pode ocorrer em crianças, especialmente devido ao uso indiscriminado e em grande quantidade de suplementos dietéticos e alimentos ditos fortificados. Estudos indicam que o uso de suplementos dietéticos é comum nas populações infantis, o que pode fazer com que as crianças excedam os níveis de ingestão toleráveis (ULs) para vitaminas e minerais, como vitamina A, vitamina D, zinco, iodo e ferro (ver Capítulo 4).

A hipervitaminose A, ou toxicidade por vitamina A, pode ter efeitos adversos significativos em múltiplos sistemas do organismo. No contexto esquelético, a ingestão excessiva de vitamina A, na forma de suplemento alimentar, está associada ao aumento da reabsorção óssea, o que pode levar a uma diminuição da densidade óssea e aumento da fragilidade esquelética. Além disso, a hipervitaminose A pode causar hipercalcemia, que é uma condição de aumento dos níveis de cálcio no sangue, independentemente do hormônio paratireoideano. Isso pode resultar em sintomas como fadiga, fraqueza muscular e confusão mental. No sistema hepático, o excesso de vitamina A pode levar a danos hepáticos e fibrose, uma vez que o fígado é o principal local de armazenamento e metabolismo da vitamina; e no sistema nervoso, a toxicidade por vitamina A pode causar efeitos neurotóxicos, incluindo aumento da pressão intracraniana, que se manifesta como cefaleia e, em casos graves, papiledema. Dermatologicamente, pode resultar em fissuras labiais, ressecamento e descamação da pele.

A **hipervitaminose D** em crianças, embora rara, pode ter efeitos significativos, principalmente devido à hipercalcemia resultante. A toxicidade por vitamina D geralmente ocorre quando há ingestão de doses muito altas, como observado em casos de erros de fabricação ou prescrição, em que a ingestão total variou de 240.000 a 4.500.000 UI, resultando em hipercalcemia grave, hipercalciúria ou nefrocalcinose. Os efeitos da hipervitaminose D incluem anorexia, náusea, fraqueza, perda de peso, dores vagas e rigidez, constipação, e em casos mais graves, comprometimento da função renal com poliúria, nictúria, polidipsia, hipertensão e calcificação generalizada dos tecidos moles, incluindo coração, vasos sanguíneos, túbulos renais e pulmões. Em crianças, pode haver uma diminuição na taxa média de crescimento linear e aumento da mineralização óssea, levando a um quadro de nanismo.

O excesso de ferro em crianças pode ter vários efeitos adversos, impactando o crescimento, aumentando o risco de infecções e prejudicando o desenvolvimento cognitivo. Estudos indicam que a suplementação excessiva de ferro em crianças que já têm níveis adequados de ferro pode levar a um crescimento reduzido. Isso pode ser devido a interações com outros oligoelementos, como cobre e zinco, e ao aumento da inflamação sistêmica. O ferro é um nutriente essencial para muitos patógenos, e o seu excesso pode facilitar o crescimento de bactérias patogênicas, aumentando o risco de infecções. Isso é particularmente preocupante em populações cuja carga de doenças infecciosas é alta. A alteração da microbiota intestinal para uma composição mais patogênica também foi observada em estudos com animais. Em relação ao desenvolvimento cognitivo, estudos com ratos mostraram uma associação excessiva de ferro com desempenho inferior em testes de desenvolvimento. Isso pode ser devido a alterações no metabolismo cerebral e à inflamação.

O consumo acima dos valores de UL de **zinco** pode causar efeitos adversos em crianças, tanto a curto (náusea, vômitos, diarreia e cefaleia) quanto a longo prazo, como alterações da resposta imunológica, aumentando o risco de infecções; além de distúrbios gastrointestinais crônicos. O mesmo acontece com o iodo, cuja ingestão excessiva também pode causar distúrbios gastrointestinais, além de hipo e hipertiroidismo, bócio e prejuízos para o desenvolvimento neurológico e a função cognitiva.

No que diz respeito às **vitaminas hidrossolúveis**, embora apresentem baixo risco de toxicidade, o consumo excessivo, principalmente por meio de suplementação, pode gerar efeitos adversos, como problemas gastrointestinais e alterações neurológicas. O ideal é obter essas vitaminas por meio de uma alimentação equilibrada e suplementar apenas quando indicado por um médico e/ou nutricionista.

Devem ser estabelecidas estratégias de promoção da alimentação saudável e incentivadas desde os primeiros anos de vida para reduzir as deficiências e os excessos alimentares com risco de doenças futuras e garantia de crescimento e desenvolvimento adequados na infância.

> **TAKE HOME MESSAGES**

1. Para o período neonatal, o aleitamento materno é primordial, assim como o cuidado com a alimentação materna é fundamental.
2. Enquanto algumas crianças sofrem com deficiências nutricionais, outras enfrentam doenças associadas ao excesso alimentar, e ambas as condições podem impactar o crescimento, o desenvolvimento e a saúde metabólica das crianças a longo prazo.
3. Tanto a deficiência quanto o excesso de vitaminas e minerais, como ferro, zinco e iodo, vitamina A e vitamina D podem comprometer o desenvolvimento infantil e a função metabólica.
4. O aumento do consumo de alimentos industrializados com baixo valor nutricional e a redução da atividade física contribuem para o crescimento das taxas de obesidade, resistência à insulina e doenças cardiovasculares precoces.
5. Estratégias de promoção da alimentação saudável devem ser incentivadas desde os primeiros anos de vida para reduzir o risco de doenças futuras e garantir crescimento e desenvolvimento adequados.

REFERÊNCIAS

1. BRASIL. **Atlas da obesidade infantil no Brasil.** Brasília: Ministério da Saúde, 2019.

2. BRASIL. INSTITUTO BRASILEIRO DE GEOGRAFIA E ESTATÍSTICA (IBGE). **Pesquisa nacional de saúde 2019: percepção do estado de saúde, estilos de vida, doenças crônicas e saúde bucal. Brasil e grandes regiões.** Rio de Janeiro: IBGE, 2020.

3. D'AURIA, E.; BORSANI, B.; PENDEZZA, E.; BOSETTI, A.; PARADISO, L.; ZUCCOTTI, G. V.; et al. Complementary feeding: pitfalls for health outcomes. **Int J Environ Res Public Health,** v. 17, n. 21, p. 7931, 2020.

4. ENANI. **Estado Nutricional Antropométrico da Criança e da Mãe: Prevalência de indicadores antropométrico de crianças brasileiras menores de 5 anos de idade e suas mães biológicas: ENANI 2019.** Documento eletrônico. Rio de Janeiro: UFRJ, 2022. Disponível em: https://enani.nutricao.ufrj.br/index.php/relatorios/. Acesso em fevereiro 2025.

5. LAURINDO, V. M.; CALIL, L.; LEONE, C. R.; RAMOS, J. L. A. Composição nutricional do colostro de mães de recém-nascidos de termo adequados e

pequenos para a idade gestacional. II- Composição nutricional do leite humano nos diversos estágios da lactação. Vantagens em relação ao leite de vaca. **Pediatria (São Paulo)**, p. 14-23, 1992.

6. LAWS, R.; ADAM, M.; ESDAILE, E.; LOVE, P.; CAMPBELL, K. J. What works to improve nutrition and food sustainability across the first 2000 days of life: a rapid review. **Nutrients**, v. 14, n. 4, p. 731, 2022.

7. LEITE, A. G. Z.; TONON, K. M.; ARAÚJO, L. A.; MORETZOHN, M. A.; FEFERBAUM, R.; PACHI, P. R.; et al. **Dinâmica da composição do leite humano e suas implicações clínicas.** Série de publicações ILSI Brasil: força-tarefa de nutrição da criança; v. 8. São Paulo: ILSI Brasil – International Life Sciences Institute do Brasil, 2018. Disponível em: https://ilsibrasil.org/publication/dinamica-da-composicao-do-leite-humano-e-suas-implicacoes-clinicas/. Acesso em fevereiro 2025.

8. NOGUEIRA-DE-ALMEIDA, C. A.; RIBAS FILHO, D.; WEFFORT, V. R. S.; UED, F. V.; NOGUEIRA-DE-ALMEIDA, C. C. J.; NOGUEIRA, F. B.; et al. First 2,200 days of life as a window of opportunity for multidisciplinary action regarding the developmental origin of health and disease: positioning of the Brazilian Association of Nutrology. **International Journal of Nutrology**, v. 15, n. 3, 2022.

9. SOCIEDADE BRASILEIRA DE PEDIATRIA. DEPARTAMENTO CIENTÍFICO DE NUTROLOGIA. **Manual de alimentação: orientações para alimentação do lactente ao adolescente, na escola, na gestante, na prevenção de doenças e segurança alimentar.** 5.ed. rev. ampl.São Paulo: SBP, 2024.

10. VIEIRA, R. C. S.; FERREIRA, H. S. Prevalência de anemia em crianças brasileiras, segundo diferentes cenários epidemiológicos. **Rev Nutr,** v. 23, n. 3, 2010. Disponível em: https://doi.org/10.1590/S1415-52732010000300011.

11. WEFFORT, V. R. S.; SOUZA, C. S. B. **Carências vitamínicas.** In: WEFFORT, V. R. S.; LAMOUNIER, J. A. Nutrição em pediatria: da neonatologia à adolescência. 3. ed.Barueri: Manole, 2024.

12. WHO. WHO Guideline for complementary feeding of infants and young children 6-23 months of age. WHO, 2023. Disponível em: https://www.who.int/publications/i/item/9789240081864.

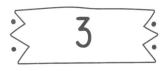

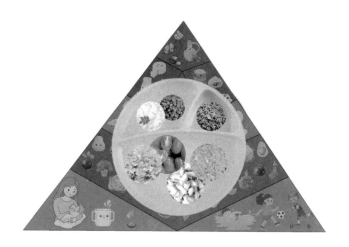

Pirâmide dos Alimentos: grupos alimentares para a população infantil

Tamara Lazarini
Patrícia Zamberlan
Sonia Tucunduva Philippi

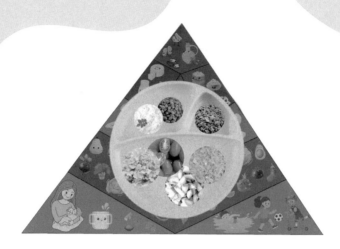

▶ SUMÁRIO

Grupos alimentares, 34

Recomendações importantes em adicional à Pirâmide dos Alimentos Infantil, 42

Referências, 50

Anexo 1 – Medidas usuais de consumo para crianças, 52

A alimentação é essencial para a saúde em todas as fases da vida, especialmente na infância, quando o organismo se encontra em pleno desenvolvimento. Para garantir o crescimento saudável e equilibrado, é fundamental atender às necessidades nutricionais das crianças.[1,2,5] A Pirâmide dos Alimentos Infantil é uma ferramenta didática que ajuda a compreender a importância dos diferentes grupos de alimentos, orientando escolhas adequadas para suprir essas necessidades de forma segura, contribuindo também com a formação de hábitos saudáveis.[4] Assim, sua especificidade é destacar a quantidade de porções diárias recomendadas às crianças nas diferentes fases do desenvolvimento, levando em consideração as particularidades de cada fase.

A primeira fase é a neonatal, um período de adaptação à vida extrauterina. Nessa etapa, ocorrem o desenvolvimento e a consolidação dos reflexos de sucção e deglutição, essenciais para a alimentação. O leite materno deve ser a única fonte de nutrição até o 6º mês de vida, garantindo os nutrientes necessários para o crescimento e a proteção imunológica.[5]

A segunda fase é a lactância, que vai do nascimento até os 24 meses. Nessa fase, o lactente apresenta crescimento acelerado e um desenvolvimento motor significativo. A introdução alimentar deve começar a partir do 6º mês, de forma lenta e gradual, mantendo o aleitamento materno. Esse processo deve respeitar a habilidade motora da criança, que começa a desenvolver autonomia para segurar os alimentos e sua capacidade de mastigação.[2,5,12]

Na fase pré-escolar (2 aos 6 anos completos), o crescimento ainda é considerado rápido, porém menos intenso que nos dois primeiros anos. É uma fase bastante importante, pois se dá um aperfeiçoamento da coordenação motora e da socialização, com a formação dos primeiros hábitos e preferências alimentares.[5] A formação do paladar ocorre na infância, por isso, deve-se incentivar a diversidade alimentar, priorizando os alimentos naturais, regionais e da época, além de evitar o excesso de açúcares e sal, contribuindo assim para a criação e manutenção de hábitos saudáveis ao longo da vida.

A fase escolar (7 aos 10 anos) caracteriza-se pelo crescimento estável e aumento da autonomia da criança, com maior envolvimento em atividades escolares e esportivas e, consequentemente, necessidade de uma alimentação equilibrada não somente para o desenvolvimento cognitivo, mas também para o físico.[5]

GRUPOS ALIMENTARES

Assim como a Pirâmide dos Alimentos destinada à população adulta, a Pirâmide dos Alimentos Infantil faz a separação dos grupos básicos de alimentos em níveis distintos, exceto pela distinção da fase inicial da vida, na qual o leite materno é a fonte de alimentação e nutrição exclusiva.

Para melhor entendimento dos níveis propostos no iconográfico da Pirâmide dos Alimentos Infantil, os quatro níveis foram separados em grupos, com exemplos de alimentos que fazem parte da dieta infantil.

- Nível 0: Marco Zero-Leite Materno.
- Nível 1: Grupo das Frutas, Legumes e Verduras (FLV).
- Nível 2: Grupo dos Cereais.
- Nível 3: Grupo dos Lácteos + Grupo das Carnes e Ovos + Grupo das Leguminosas.
- Nível 4: Óleos, Gorduras, Nozes e Castanhas.

Nível 0: Leite Materno

A Pirâmide dos Alimentos destaca a importância do leite materno colocando no infográfico como prioridade no Marco Zero. Sabe-se que o leite materno de uma mãe saudável e bem nutrida supre de forma completa as necessidades dos lactentes a termo e saudáveis.[2] Mais do que uma fonte de nutrientes, é um alimento vivo e dinâmico, repleto de substâncias bioativas com funções protetoras e imunomoduladoras. Além de contribuir para a defesa contra infecções e alergias, favorece o desenvolvimento do sistema imunológico, auxilia na maturação dos sistemas digestivo e neurológico e fortalece o vínculo entre mãe e filho.[1,2,5,6]

De acordo com a Organização Mundial da Saúde (OMS)[1], o Ministério da Saúde (MS) e a Sociedade Brasileira de Pediatria (SBP),[5] o aleitamento materno deve ser preconizado como fonte exclusiva de alimentação até os seis meses de vida e como alimento complementar à alimentação até os dois anos de idade ou mais.

De acordo com o Estudo Nacional de Alimentação e Nutrição Infantil (ENANI) de 2019,[3] que avaliou 14.584 crianças com menos de cinco anos de vida, o aleitamento materno no Brasil aumentou de forma exponencial nos últimos anos. A prevalência do aleitamento materno exclusivo entre as crianças com menos de seis meses de idade foi de 45,7% e a de aleitamento materno continuado aos 12 meses foi de 53,1%.[3]

Embora a taxa de aleitamento materno no Brasil tenha aumentado nos últimos anos, ainda se fazem necessárias estratégias de orientação e apoio à oferta de leite materno. Para tanto, o Marco Zero da Pirâmide dos Alimentos Infantil se estrutura na oferta por livre demanda do leite materno.

Quando a amamentação não é uma opção, é necessário recorrer a uma fórmula infantil que atenda às exigências nutricionais do lactente, conforme diretrizes de entidades científicas nacionais e internacionais. No Brasil, todas as fórmulas infantis, tanto as de partida quanto as de seguimento, são consideradas seguras, pois cumprem as normas estabelecidas pela Agência Nacional de Vigilância Sanitária (ANVISA) nas Resoluções RDC n. 43, 44 e 45/2011. Essas diretrizes seguem os parâmetros do *Codex Alimentarius*, que determina os limites mínimos e máximos de nutrientes para lactentes, tendo como referência a composição média do leite materno maduro.[7-9]

Vale destacar aqui algumas definições de aleitamento materno reconhecidas mundialmente:

- *Aleitamento materno*: quando o lactente recebe leite materno, seja diretamente da mama ou extraído, independentemente do consumo de outros alimentos, inclusive leite não humano.
- *Aleitamento materno exclusivo*: quando o lactente recebe somente leite materno, diretamente da mama, ou leite humano ordenhado, e nenhum outro alimento líquido ou sólido, com possível exceção para medicamentos; ou seja, toda a energia e nutrientes são fornecidos pelo leite materno.

- *Aleitamento materno predominante*: quando o lactente recebe, além do leite materno, água ou bebidas à base d'água, como sucos de frutas ou chás, mas não recebe outro leite.
- *Aleitamento materno complementado*: quando o lactente recebe, além do leite materno, qualquer alimento sólido ou semissólido com a finalidade de complementá-lo, e não de substituí-lo.
- *Aleitamento materno misto ou parcial*: quando o lactente recebe leite materno e outros tipos de leite.

Destaca-se, portanto, o leite materno na estrutura da Pirâmide dos Alimentos Infantil, como o Marco Zero, considerando-se o vínculo mãe-filho e sua importância para o crescimento e desenvolvimento da criança.

Nível 1: Grupo das Frutas, Legumes e Verduras (FLV)

No nível 1 da Pirâmide, considerando a importância desses alimentos, foram colocadas as Frutas, Legumes e Verduras (FLV). Incorporar frutas na alimentação infantil é uma estratégia importante para promover a saúde e o bem-estar das crianças, uma vez que oferecem uma série de benefícios para adequados crescimento e desenvolvimento, como vitaminas, minerais, antioxidantes e fibras, que também auxiliam no sistema imunológico. Além disso, as frutas oferecem uma ampla variedade de sabores e texturas, o que pode tornar a alimentação mais interessante e prazerosa para as crianças, contribuindo, assim, para o estabelecimento de hábitos alimentares saudáveis, e reduzindo a probabilidade de desenvolverem preferências por alimentos industrializados e com alto teor de açúcares.

As Frutas, os Legumes e as Verduras (FLV), dada a diversidade no Brasil, fácil acessibilidade e quantidade de diferentes espécies e sabores (Ver Capítulo 5), são essenciais para o crescimento saudável, o desenvolvimento e a prevenção de doenças. Considerando as fases da infância, tem-se estabelecido o número adequado de porções do grupo FLV para adoção de uma alimentação habitual saudável (Quadro 1).

As porções alimentares da Pirâmide dos Alimentos são definidas conforme o estágio de vida e representam estimativas das necessidades diárias de calorias e nutrientes para a população infantil. No entanto, é essencial considerar a evolução nutricional e clínica da criança, com o monitoramento regular do peso e da altura, além de respeitar sua aceitação alimentar. A aplicação dessas recomendações deve ser flexível, levando em conta fatores como preferências individuais, disponibilidade de alimentos, variações regionais e diferentes formas de preparo.

O Anexo 1 no final do capítulo (com 176 exemplos de alimentos) descreve os grupos alimentares, com alguns alimentos representativos desses grupos, o peso em gramas de cada alimento e as medidas usuais de consumo (fatias, colheres, unidades). As porções estabelecidas, os pesos (g) e as medidas usuais de consumo apresentam valores aproximados, permitindo ajustes conforme o tipo de alimento, sua forma de preparo, a aceitação da criança, assim como as possibilidades alimentares da família, garantindo uma alimentação equilibrada e adequada às suas necessidades.

O valor estimado das necessidades de calorias diária foi calculado por equações preditivas desenvolvidas para prever uma ingestão de energia apropriada, e são específicas para sexo, idade, estatura, peso e nível de atividade física (NAF), cuja última versão foi recentemente disponibilizada (*Institute of Medicine – National Academies of Sciences, Engineering, and Medicine*, 2023). No Capítulo 4, discorremos sobre as necessidades e recomendações energéticas de macro e micronutrientes.

Outros fatores importante foram considerados para as recomendações dos grupos alimentares, tais como os hábitos alimentares regionais, diversidade e sustentabilidade, planejamento das refeições segundo o grupo de alimentos, e receitas culinárias diversas, que serão abordados com mais detalhes nos Capítulos 5, 7 e 10, respectivamente.

38 PIRÂMIDE DOS ALIMENTOS INFANTIL

QUADRO 1 Número de porções/dia do grupo FLV de acordo com o estágio de vida

Estágios de vida	Calorias totais/ dia	Número de porções dia	Exemplo 1 porção (medida usual)
Lactentes			
(6 a 11 meses)	640 a 790 kcal	Frutas: 2 a 3 Legumes e verduras: 2 a 3	• *Fruta*: ½ banana • *Legume*: 4 fatias de cenoura cozida • *Verdura*: 1 colher de sopa de espinafre cozido
(12 a 24 meses)	800 a 1.029 kcal	Frutas: 3 a 4 Legumes e verduras: 3 a 4	
Pré-escolar			
(2 a 6 anos)	1.100 a 1.400 kcal	Frutas: 3 Legumes e verduras: 3	• *Fruta*: ½ maçã • *Legume*: 2 fatias de tomate comum • *Verdura*: 6 folhas de alface
Escolar			
(7 a 10 anos)	1.500 kcal	Frutas: 3 Legumes e verduras: 3	• *Fruta*: 1 laranja • *Legume*: 1 ½ fatia de beterraba cozida • *Verdura*: 3 folhas de almeirão

Valor calórico estimado por porção: frutas = 35 kcal; legumes e verduras = 8 kcal e PANCs = 15 kcal (Ver opções no Anexo 1).

Nível 2: Grupo dos Cereais

Os carboidratos desempenham um papel essencial na alimentação infantil, sendo a principal fonte de energia para o crescimento, desenvolvimento e funcionamento adequado do organismo. Os alimentos fontes de carboidratos representados no Nível 2, como cereais, tubérculos, raízes, fornecem glicose, essencial para o funcionamento adequado do sistema nervoso central (SNC), contribuindo para a concentração, memória e aprendizado; bem como fornecem fibras. Isso é particularmente importante, especialmente nos primeiros anos de vida, um período crítico para o neurodesenvolvimento e o estabelecimento da microbiota intestinal.

PIRÂMIDE DOS ALIMENTOS: GRUPOS ALIMENTARES PARA A POPULAÇÃO INFANTIL 39

Além de fornecer energia, os carboidratos participam de vários processos metabólicos essenciais. Sendo assim, uma ingestão adequada desses alimentos contribui para o crescimento saudável e a manutenção das funções corporais (Quadro 2).

QUADRO 2 Número de porções/dia do grupo dos cereais de acordo com o estágio de vida

Estágios de vida	Calorias totais/ dia	Número de porções/dia	Exemplo 1 porção (medida usual)
Lactentes			
(6 a 11 meses)	640 a 790 kcal	2 a 3	• 1 batata cozida
(12 a 24 meses)	800 a 1.029 kcal	4 a 5	• 2 colheres de sopa de macarrão cozido
Pré-escolar			
(2 a 6 anos)	1.100 a 1.400 kcal	5	2 colheres de sopa de arroz branco cozido
Escolar			
(7 a 10 anos)	1.500 kcal	5 a 6	½ pão francês

Valor calórico estimado por porção = 75 kcal (ver opções no Anexo 1).

Nível 3: Grupo dos Lácteos, Carnes, Ovos e Leguminosas

A inclusão equilibrada deste Grupo dos Lácteos, Carnes, Ovos e Leguminosas na alimentação infantil é essencial para garantir um aporte adequado de proteínas, vitaminas e minerais, favorecendo o crescimento saudável, a imunidade, o desenvolvimento cognitivo e a saúde intestinal. O consumo deve ser adaptado às necessidades de cada fase da criança, priorizando sempre a variedade e a qualidade dos alimentos (Quadro 3).

• *Lácteos: o leite, queijo, requeijão, iogurtes e outros produtos lácteos* são importantes fontes de cálcio, fósforo e proteínas de alto valor biológico, essenciais para o desenvolvimento ósseo, dentário e celular, além do crescimento muscular.

40 PIRÂMIDE DOS ALIMENTOS INFANTIL

- *Carnes* (*bovina, suína, aves e peixes*): as carnes são ricas em ferro heme, um tipo de ferro de fácil absorção, essencial para reduzir o risco de anemia e promover o desenvolvimento cognitivo infantil; ferro e zinco, que são importantes para a imunidade e funções neurológicas; proteínas de alto valor biológico; vitaminas do complexo B, especialmente B12, essenciais para o metabolismo energético e o funcionamento do sistema nervoso; além de ácidos graxos essenciais (em peixes como salmão e sardinha), que contribuem para o desenvolvimento cerebral e a saúde cardiovascular. Neste grupo estão incluídos todos os tipos de carnes bovina, suína, frango, frutos do mar, algumas vísceras como fígado, moela, coração e outras.
- *Ovo*: é considerado um alimento completo, pois contém proteínas de alta qualidade e diversos micronutrientes essenciais como a colina (importante para o desenvolvimento cerebral) e as vitaminas lipossolúveis. Existem diferentes tipos de ovos como de galinha, pata e codorna, todos com boa aceitabilidade pelas crianças.
- *Leguminosas* (*feijões, lentilha, grão-de-bico, soja, ervilha*): as leguminosas são excelentes fontes de proteínas vegetais, fibras e minerais, sendo fundamentais para uma alimentação equilibrada. Seus benefícios incluem a presença de ferro não heme — importante para a prevenção da anemia, cuja absorção é potencializada quando consumido com alimentos ricos em vitamina C, como as frutas cítricas —, além de fibras e proteínas.

QUADRO 3 Número de porções/dia do grupo dos lácteos, carnes, ovos e leguminosas de acordo com o estágio de vida

Estágios de vida	Calorias totais/dia	Número de porções/dia	Exemplo 1 porção (medida usual)
Lactentes			
(6 a 11 meses)	640 a 790 kcal	Leite materno* Carnes e ovos: 1 a 2 Leguminosas: 1	• *LM*: livre demanda • *Carnes*: 1/2 bife de carne bovina

(continua)

PIRÂMIDE DOS ALIMENTOS: GRUPOS ALIMENTARES PARA A POPULAÇÃO INFANTIL   41

QUADRO 3   Número de porções/dia do grupo dos lácteos, carnes, ovos e leguminosas de acordo com o estágio de vida (continuação)

Estágios de vida	Calorias totais/dia	Número de porções/dia	Exemplo 1 porção (medida usual)
(12 a 24 meses)	800 a 1.029 kcal	Leite materno* Lácteos: 2 a 3 Carnes e ovos: 2 Leguminosas: 1	• *LM*: complementar • *Lácteos após 12 meses*: 2 colheres de sopa de leite em pó integral • *Carnes*: ½ coxa de frango • *Ovo*: 1 ovo cozido • *Leguminosas*: 1 colher de sopa de lentilha cozida
Pré-escolar			
(2 a 6 anos)	1.100 a 1.400 kcal	Lácteos: 3 Carnes e ovos: 2 Leguminosas: 1	• *Lácteos*: 1 ½ fatia de queijo minas • *Carnes*: ½ sardinha frita • *Ovos*: ½ omelete • *Leguminosas*: 1 colher de sopa de feijão cozido
Escolar			
(7 a 10 anos)	1.500 kcal	Lácteos: 3 Carnes e ovos: 2 Leguminosas: 1	• *Lácteos*: 1 iogurte de frutas • *Carnes e ovos*: ½ bife bovino grelhado • *Leguminosas*: 1 colher de sopa de feijão cozido

* LM = leite materno deve ser preconizado como fonte exclusiva de alimentação até os seis meses de vida e como alimento complementar à alimentação até os dois anos de idade ou mais.

** Na impossibilidade da oferta do leite materno, utilizar fórmula infantil de seguimento (lactente de 6 a 12 meses), de acordo com a orientação do pediatra e/ou nutricionista (volume estimado diário de 450 mL a 600 mL).

Valor calórico estimado por porção: lácteos = 120 kcal; carnes e ovos = 65 kcal e Leguminosas = 20 kcal (Ver opções no Anexo 1).

Nível 4 (topo da Pirâmide): Grupo dos Óleos, Gorduras, Nozes e Castanhas

O topo da Pirâmide dos Alimentos Infantil representa os alimentos que devem ser consumidos em menor quantidade, mas que ainda assim são essenciais para uma alimentação equilibrada. O grupo dos óleos, gorduras, nozes e castanhas inclui fontes importantes de lipídios, que desempenham papéis fundamentais no desenvolvimento cerebral, na produção de hormônios, na absorção de vitaminas lipossolúveis (A, D, E e K) e na reserva energética.

Embora sejam nutricionalmente relevantes, a qualidade e a quantidade dessas gorduras fazem toda a diferença. Deve-se priorizar gorduras insaturadas, presentes nos:

- Óleos vegetais (ex.: azeite de oliva, óleo de canola, girassol e soja);
- Oleaginosas (como nozes, castanhas e amêndoas).

Essas fontes contribuem com ácidos graxos essenciais, como o ômega-3 e ômega-6, importantes para o crescimento e o desenvolvimento infantil.

Por outro lado, deve-se limitar o consumo de gorduras saturadas e evitar totalmente as gorduras trans, frequentemente encontradas em produtos industrializados de baixo valor nutricional.

A introdução equilibrada desse grupo, mesmo estando no topo da pirâmide, ajuda a formar hábitos alimentares saudáveis desde a infância, prevenindo doenças crônicas no futuro, como obesidade, dislipidemias e problemas cardiovasculares.

RECOMENDAÇÕES IMPORTANTES EM ADICIONAL À PIRÂMIDE DOS ALIMENTOS INFANTIL

Água

A água no iconográfico da Pirâmide dos Alimentos Infantil encontra-se, pela sua importância, no Marco Zero ao lado aleitamento materno, pois a oferta hídrica na infância é essencial para garantir o bom

PIRÂMIDE DOS ALIMENTOS: GRUPOS ALIMENTARES PARA A POPULAÇÃO INFANTIL   43

QUADRO 4   Número de porções/dia do grupo dos óleos, gorduras, nozes e castanhas de acordo com o estágio de vida

Estágios de vida	Calorias totais/dia	Número de porções/ dia	Exemplo 1 porção (medida usual)
Lactentes			
(6 a 11 meses)	640 a 790 kcal	Açúcares e doces: 0 Óleos, gorduras, nozes e castanhas: 2	• 1 colher de sobremesa de azeite de oliva
(12 a 24 meses)	800 a 1.029 kcal	Açúcares e doces: 0 Óleos, gorduras, nozes e castanhas: 2	
Pré-escolar			
(2 a 6 anos)	1.100 a 1.400 kcal	Açúcares e doces: 1 Óleos, gorduras, nozes e castanhas: 1	• 2 unidades de biscoito de leite • 1 colher de sobremesa de manteiga
Escolar			
(7 a 10 anos)	1.500 kcal	Açúcares e doces: 1 Óleos, gorduras, nozes e castanhas: 1	• 1 colher de sopa de doce de leite cremoso • 1 colher de sobremesa de óleo de canola

Valor calórico por porção: óleos, gorduras, nozes e castanhas = 37 kcal (ver opções no Anexo 1).

funcionamento do organismo. A água desempenha um papel fundamental em diversas funções vitais, como a regulação da temperatura corporal, o transporte de nutrientes e a eliminação de toxinas.[5,11-13]

Nos primeiros meses de vida, o leite materno e/ou a fórmula infantil são suficientes para suprir as necessidades hídricas do lactente. No entanto, à medida que a criança cresce e inicia a introdução alimentar, a ingestão de água se torna fundamental para manter a hidratação adequada[5] (Quadro 5).

Manter uma oferta adequada de líquidos contribui para o bom funcionamento do sistema digestivo, prevenindo a constipação, além de favorecer o desenvolvimento cognitivo e o desempenho físico. Por isso,

44 PIRÂMIDE DOS ALIMENTOS INFANTIL

é fundamental incentivar a ingestão regular de água desde a infância, criando hábitos saudáveis que devem perdurar ao longo da vida.[1,2,5]

Segundo o Ministério da Saúde, deve-se oferecer água própria para consumo ao invés de sucos, refrigerantes e outras bebidas açucaradas.[2] O cálculo para estimar as necessidades hídricas de crianças (que considera peso corporal) está descrito no Quadro 5.

QUADRO 5 Estimativa de oferta hídrica diária para crianças[5,13]

Peso corporal	Volume diário
Até 10 kg	100 mL/kg
De 10 a 20 kg	1.000 mL + 50 mL para cada kg acima de 10 kg
> 20 kg	1.000 mL + 20 mL para cada kg acima de 20 kg

Fonte: Holliday MA, Segar WE, 1957[13] e SBP, 2024[5].

PANCs, ervas e especiarias

A introdução de Plantas Alimentícias Não Convencionais (PANCs), ervas e especiarias na alimentação infantil pode trazer diversos benefícios nutricionais e sensoriais, além de estimular o paladar e a aceitação de novos alimentos desde a infância. Esses ingredientes são fontes naturais de vitaminas, minerais, compostos bioativos e fibras, contribuindo para uma dieta mais diversificada e equilibrada.[4]

As PANCs, como ora-pro-nóbis, bertalha, peixinho-da-horta e taioba, são ricas em nutrientes essenciais, como ferro, cálcio, fibras e antioxidantes.[4] Seu uso pode complementar a alimentação infantil, promovendo o consumo de alimentos mais naturais e sustentáveis. No entanto, é importante garantir que sejam preparadas corretamente, respeitando as quantidades adequadas e verificando sua aceitação pela criança.

O uso de ervas e especiarias pode ser uma estratégia interessante para reduzir o consumo de sal e realçar os sabores dos alimentos. Temperos como manjericão, orégano, alecrim, cúrcuma e canela oferecem benefícios nutricionais e podem ser incluídos em diversas preparações, como sopas, purês, caldos e sobremesas.[4] Além disso, muitas dessas ervas

PIRÂMIDE DOS ALIMENTOS: GRUPOS ALIMENTARES PARA A POPULAÇÃO INFANTIL   45

possuem propriedades digestivas e anti-inflamatórias, auxiliando no funcionamento do organismo e bem-estar das crianças.

Ao introduzir PANCs, ervas e especiarias na alimentação infantil, é fundamental considerar a idade da criança, suas preferências alimentares e possíveis alergias ou sensibilidades. A introdução deve ser feita de forma gradual, sempre observando a aceitação e possíveis reações adversas. Devem ser evitados temperos muito picantes ou de sabores muito intensos nos primeiros anos de vida.

A inclusão de PANCs e temperos na alimentação infantil não apenas melhora a qualidade nutricional das refeições, mas também promove uma relação mais saudável e positiva com os alimentos, incentivando hábitos alimentares variados e equilibrados desde cedo.

Açúcares e doces

Os açúcares adicionados contribuem significativamente para a densidade energética da dieta, podendo levar a um aumento expressivo da ingestão calórica diária, dependendo do consumo.[4]

Na infância, há uma preocupação particular em relação à adição desses açúcares, especialmente na forma de sucos adoçados e bebidas açucaradas, pois seu consumo excessivo pode resultar em maior ingestão energética, redução do consumo de alimentos nutricionalmente adequados, modificação do paladar e impactos negativos a médio e longo prazos, incluindo o aumento do risco de cáries dentárias e o desenvolvimento de doenças crônicas não transmissíveis (DCNT).[5,6]

De acordo com as diretrizes do Ministério da Saúde (MS)[2] e da Sociedade Brasileira de Pediatria (SBP),[5] a oferta de açúcares livres, bem como de preparações e produtos que os contenham, não é recomendada para crianças menores de dois anos (Quadro 6).

Na fase pré-escolar e escolar, a introdução moderada de açúcares e doces na alimentação é permitida (Quadro 6), porém deve-se considerar a presença desses ingredientes em preparações caseiras, bebidas açucaradas e produtos industrializados.[4-6] A avaliação do contexto alimentar e do estado nutricional da criança de forma individualizada é essencial para orientar o consumo adequado e minimizar riscos à saúde.

46 PIRÂMIDE DOS ALIMENTOS INFANTIL

QUADRO 6 Recomendações de consumo diário de açúcares, doces e adoçantes segundo estágio de vida

Estágios de vida	Recomendações	Exemplo 1 porção (medida usual)
Lactentes		
(6 a 11 meses) (12 a 24 meses)	Não é recomendado oferecer: • açúcar • alimentos ou bebidas com açúcar (sucos, refrigerantes, chá, café e outros) • mel • nenhum tipo de adoçante	Açúcares e doces: 0
Pré-escolar		
(2 a 6 anos)	A recomendação de uma porção diária deve ser monitorada	1 porção ao dia = 2 unidades de biscoito de leite OU 1 colher de sopa de doce de leite cremoso
Escolar		
(7 a 10 anos)	O uso de adoçante nessa fase deve ser orientado por um nutricionista ou pediatra, de acordo com a necessidade específica e individualizada da criança	

Valor calórico por porção: açúcares e doces = 55 kcal (ver opções no Anexo 1).

Sal, frituras e alimentos de baixo valor nutricional

O sal não deve ser adicionado, assim como não é permitido o uso de caldos ou tabletes de temperos industrializados no preparo das refeições da alimentação complementar até os 12 meses.[2,5,6]

Após um ano de idade pode ser adicionado o sal na alimentação sob forma de preparo de refeições e de forma moderada. Vale destacar que a preferência por determinados sabores muito doces ou salgados, por exemplo, pode modificar o paladar e a escolha alimentar da criança devido à exposição precoce desses alimentos.

É sugerida a utilização de ingredientes e temperos de ervas naturais e caseiros como cebola, alho, salsinha, cebolinha, manjericão, alecrim, tomilho etc., no preparo das refeições principais. Não é recomendado nenhum tipo de pimenta na infância.

O modo de preparo das refeições tem grande impacto no valor calórico do prato ou refeição. Evitar o consumo de frituras é altamente recomendado durante toda a infância. Uma alternativa às preparações fritas seria a utilização de equipamentos de cocção combinada, do tipo *air fryer*, forno ou fogão convencional.

Vale se atentar para o monitoramento do consumo de alimentos industrializados que normalmente têm excesso de sódio em sua composição, devendo ser evitados no dia a dia da criança.

Promoção da atividade física

A atividade física na infância é essencial para o crescimento e desenvolvimento saudável, contribuindo para a saúde física, mental e social das crianças. Evidências científicas demonstram que a prática regular de atividade física na infância está associada à prevenção de obesidade, fortalecimento do sistema musculoesquelético, melhora da saúde cardiovascular e metabólica, além de benefícios cognitivos e emocionais, como melhor desempenho acadêmico e menor risco de transtornos psicológicos.[1,5,6]

O Quadro 7 apresenta algumas recomendações segundo as diretrizes de órgãos internacionais, como a Organização Mundial da Saúde (OMS) e o *Centers for Disease Control and Prevention* (CDC) que estabelecem recomendações para os diferentes estágios de vida.

O incentivo à atividade física desde a primeira infância é um investimento fundamental na saúde e qualidade de vida ao longo da vida. A orientação dos pais, educadores e profissionais de saúde é essencial para criar um ambiente favorável ao movimento e à adoção de hábitos saudáveis.

Em conclusão, o Quadro 8 apresenta um compilado resumido das recomendações e do número de porções para cada grupo alimentar da

48 PIRÂMIDE DOS ALIMENTOS INFANTIL

QUADRO 7 Recomendações de atividade física segundo o estágio de vida

Estágios de vida	Recomendações
Lactentes	
(6 a 11 meses)	• Estimular movimentos várias vezes ao dia, em um ambiente seguro e supervisionado. Limitar o tempo de posições sedentárias (ex.: ficarem presos em cadeirões e carrinhos).
(12 a 24 meses)	• Promover 180 minutos/dia de atividade física (segundo orientação do pediatra) distribuídos ao longo do dia. Não recomendada exposição às telas.
Pré-escolar	
(2 a 6 anos)	• Pelo menos **3 horas/dia** de atividade física variada, incluindo brincadeiras ativas e atividades que desenvolvam habilidades motoras. • O tempo de tela deve ser limitado a no máximo **1 hora/dia**.
Escolar	
(7 a 10 anos)	• No mínimo **60 minutos/dia** de atividade física moderada a vigorosa. • Devem ser incluídas atividades aeróbicas, além de exercícios para fortalecimento muscular e ósseo **pelo menos 3 vezes por semana**. • O tempo de tela para entretenimento deve ser limitado e equilibrado com atividades físicas e sociais.

Fonte: adaptado de diretrizes da Organização Mundial da Saúde (OMS) e do *Centers for Disease Control and Prevention* (CDC).

Pirâmide dos Alimentos Infantil, considerando diferentes estágios de vida, desde os 6 meses até os 10 anos de idade.

Essas porções visam assegurar uma oferta estimada adequada de energia e nutrientes essenciais para o crescimento e o desenvolvimento saudável da criança, respeitando suas necessidades nutricionais em cada estágio de vida (fase da lactância e infância).

O leite materno continua sendo a fonte alimentar fundamental no primeiro ano de vida, considerando a introdução gradual dos demais grupos alimentares a partir do 6º mês de vida.

PIRÂMIDE DOS ALIMENTOS: GRUPOS ALIMENTARES PARA A POPULAÇÃO INFANTIL   49

Vale reforçar que é de suma importância considerar a aceitação alimentar por parte da criança, suas preferências individuais e a orientação de nutricionistas, pediatras, nutrólogos ao adaptar as porções, garantindo assim uma alimentação adequada e equilibrada.

QUADRO 8   Números de porções recomendadas de acordo com o estágio de vida, segundo os grupos alimentares da Pirâmide dos Alimentos Infantil

Nível da Pirâmide	Grupo alimentar	6 a 11 meses	12 a 24 meses	Pré-escolar 2 a 6 anos	Escolar 7 a 10 anos
0	Leite materno*	Livre demanda	Livre demanda	0	0
1	Frutas	2 a 3	3 a 4	3	3
	Legumes e verduras	2 a 3	3 a 4	3	3
2	Cereais	2 a 3	4 a 5	5	5 a 6
3	Lácteos	0	2 a 3	3	3
	Carnes e ovos	1 a 2	2	2	2
	Leguminosas	1	1	1	1
4	Óleos, gorduras, nozes e castanhas	2	2	1	1

* O leite materno deve ser preconizado como fonte exclusiva de alimentação até os seis meses de vida e como alimento complementar à alimentação até os dois anos de idade ou mais.
** Na impossibilidade da oferta do leite materno, utilizar fórmula infantil adequada para a idade de acordo com a orientação do pediatra e/ou nutricionista (volume diário estimado de 450 mL a 600 mL).

⋧ TAKE HOME MESSAGES ⋦

1. O leite materno continua sendo a fonte alimentar fundamental no primeiro ano de vida, considerando a introdução gradual dos demais grupos alimentares a partir do 6º mês de vida.

2. Oferecer alimentos de todos os grupos da Pirâmide dos Alimentos Infantil garante a ingestão equilibrada de nutrientes necessários para o crescimento e o desenvolvimento saudáveis.

3. A distribuição das porções deve respeitar as necessidades nutricionais e individuais da criança, priorizando alimentos naturais, regionais e do hábito alimentar da família.

4. As recomendações de carboidratos, proteínas, lipídios, fibras, vitaminas e minerais devem estar presentes na alimentação diária, respeitando cada estágio de vida.

5. O consumo adequado de água deve ser incentivado, pois é fundamental para o funcionamento do organismo e a manutenção da saúde da criança.

6. As recomendações da Pirâmide dos Alimentos Infantil com os grupos alimentares, nos quatro níveis, devem ser adaptadas à aceitação alimentar da criança, às preferências familiares e à disponibilidade de alimentos, sempre garantindo equilíbrio e qualidade nutricional.

7. A formação do paladar ocorre na infância, por isso, incentivar a diversidade alimentar, priorizando os alimentos naturais, regionais, da época e evitando o excesso de açúcares e sal, contribui para a criação e manutenção de hábitos saudáveis ao longo da vida.

REFERÊNCIAS

1. WORLD HEALTH ORGANIZATION, UNITED NATIONS CHILDREN'S FUND. **Global strategy for infant and young child feeding.** Geneva: World Health Organization, 2003.

2. BRASIL. Ministério da Saúde. Secretaria de Atenção Primaria à Saúde. Departamento de Promoção da Saúde. **Guia alimentar para crianças brasileiras menores de 2 anos.** Brasília: Ministério da Saúde, 2019.

3. **Estudo Nacional de Alimentação e Nutrição Infantil – ENANI-2019: Resultados preliminares – Indicadores de aleitamento materno no Brasil.** Rio de Janeiro: Universidade Federal do Rio de Janeiro, 2020. Disponível em: https://enani.nutricao.ufrj.br/index.php/relatorios/.

4. PHILIPPI, S. T. **Pirâmide dos alimentos: fundamentos básicos da nutrição.** 4. ed. rev. ampl. Barueri: Manole, 2024.

5. SOCIEDADE BRASILEIRA DE PEDIATRIA (SBP). WEFFORT, V. R. S.; SILVA, L. R. **Manual de alimentação: orientações para alimentação do lactente ao adolescente, na escola, na gestante, na prevenção de doenças e segurança alimentar.** 5. ed. rev. ampl. São Paulo: SBP, 2024.

6. WEFFORT, V. R. S.; LAMOUNIER, J. A. **Nutrição em Pediatria; Da neonatologia à adolescência.** 3. ed. Barueri: Manole, 2024.

7. BRASIL. **Resolução RDC n. 43, de 19 de setembro de 2011.** Aprova o regulamento técnico que estabelece os requisitos mínimos de identidade, composição, qualidade e segurança a que devem obedecer às fórmulas infantis para lactentes. DOU n. 182, de 21 de setembro de 2011.

8. BRASIL. **Resolução RDC n. 44, de 19 de setembro de 2011.** Aprova o regulamento técnico que estabelece os requisitos mínimos de identidade, composição, qualidade e segurança a que devem obedecer às fórmulas infantis de seguimento para lactentes e crianças de primeira infância. DOU n. 182, de 21 de setembro de 2011.

9. BRASIL. **Resolução RDC n. 45, de 19 de setembro de 2011.** Aprova o regulamento técnico e dispõe sobre o regulamento técnico para fórmulas infantis para lactentes destinadas a necessidades dietoterápicas específicas e fórmulas infantis de seguimento para lactentes e crianças de primeira infância destinadas a necessidades dietoterápicas específicas. DOU n. 182, de 21 de setembro de 2011.

10. CERDÓ, T.; DIÉGUEZ, E.; CAMPOY, C. Infant growth, neurodevelopment and gut microbiota during infancy: which nutrients are crucial? **Curr Opin Clin Nutr Metab Care**, v. 22, n. 6, p. 434-41, 2019.

11. HOJSAK, I.; BENNINGA, M. A.; HAUSER, B.; KANSU, A.; KELLY, V. B.; STEPHEN, A. M.; et al. Benefits of dietary fiber for children in health and disease. **Arch Dis Child**, v. 107, n. 11, p. 973-79, 2022.

12. ALMEIDA, M. A. M.; ROSSATO, S. L.; FERRARI, A. P.; DE BARROS GOMES, C,; TONETE, V. L. P.; DE LIMA PARADA, C. M. G.; et al. The determinants of complementary feeding introduction vary according to the type of food and infants' ages: a cohort Study-ClaB, Brazil. **Matern Child Health J**, v. 26, n. 6, p. 1384-1400, 2022.

13. HOLLIDAY, M. A.; SEGAR, W. E. The maintenance is needed for water in parenteral fluid therapy. **Pediatrics**, v. 19, p. 823-32, 1957.

ANEXO 1 – MEDIDAS USUAIS DE CONSUMO PARA CRIANÇAS[4]

FRUTAS
1 porção = 35 kcal

Alimentos	Peso (g)	Medidas usuais de consumo
Abacate	24	1 colher de sopa
Abacaxi	72	1/2 fatia
Acerola	110	1 xícara de chá
Ameixa-preta	15	2 unidades
Ameixa vermelha	65	1 unidade
Banana nanica	60	1/2 unidade
Caju	70	1 unidade
Caqui	50	1/2 unidade
Carambola	110	1 unidade
Fruta-do-conde/ata/pinha	35	1/2 unidade
Goiaba	69	1/2 unidade
Jabuticaba	70	10 unidades
Jaca	38	2 bagos
Kiwi	55	1 unidade
Laranja-Bahia/seleta	80	4 gomos
Laranja-pera/lima	75	1 unidade
Limão	126	2 unidades
Maçã	60	1/2 unidade
Mamão formosa	110	1 fatia
Mamão papaia	90	1/2 unidade
Manga	55	1/2 unidade
Melancia	110	1 fatia

(continua)

PIRÂMIDE DOS ALIMENTOS: GRUPOS ALIMENTARES PARA A POPULAÇÃO INFANTIL 53

FRUTAS *(continuação)*
1 porção = 35 kcal

Alimentos	Peso (g)	Medidas usuais de consumo
Melão	100	1 fatia
Morango	115	5 unidades
Nectarina	92	1 unidade
Pera	60	1/2 unidade
Pêssego	85	1 unidade
Suco de abacaxi	85	1/2 copo
Suco de laranja	85	1/2 copo
Suco de melão	85	1/2 copo
Suco de tangerina	85	1/2 copo
Tamarindo	15	5 unidades
Tangerina/mexerica	80	6 gomos
Uva comum	50	11 bagos
Uva Itália	50	4 bagos
Uva rubi	50	4 bagos

FRUTAS SECAS
1 porção = 35 kcal

Alimentos	Peso (g)	Medidas usuais de consumo
Abacaxi desidratado	12	1/2 fatia
Ameixa-preta desidratada	15	1 1/2 unidade
Cranberry desidratada	11	1/2 colher de sopa
Damasco desidratado	15	2 unidades
Pera desidratada	17	1/2 unidade
Tâmara	12	1 unidade
Uva-passa	8	1/2 colher de sopa

PIRÂMIDE DOS ALIMENTOS INFANTIL

VERDURAS E LEGUMES
1 porção = 8 kcal

Alimentos	Peso (g)	Medidas usuais de consumo
Abóbora/jerimum cozida	35	1 colher de sopa
Abobrinha cozida	40	2 colheres de sopa
Acelga cozida	45	1 1/2 colheres de sopa
Alface	60	6 folhas
Almeirão	30	3 folhas
Berinjela cozida	30	1 colher de sopa
Beterraba cozida	20	1 1/2 fatias
Beterraba crua ralada	21	1 colher de sopa
Brócolis cozido	30	2 colheres de sopa
Cenoura cozida (fatias)	20	4 fatias
Cenoura crua (picada)	20	1 colher de sopa
Chuchu cozido	28	1 colher de sopa
Couve-flor cozida	34	2 ramos
Couve-manteiga cozida	21	1 colher de sopa
Ervilha fresca	10	1 colher de sopa
Ervilha-torta/vagem	5	1 unidade
Escarola	45	8 folhas
Espinafre cozido	30	1 colher de sopa
Jiló cozido	20	1 colher de sopa
Mostarda	30	3 folhas
Pepino japonês	65	1/2 unidade
Pepino picado	58	2 colheres de sopa
Pimentão cru fatiado	28	4 fatias
Quiabo cozido	26	1 colher de sopa
Rabanete	45	2 unidades
Repolho-branco/roxo	36	3 colheres de sopa
Repolho cozido	38	2 colheres de sopa
Tomate caqui	38	2 fatias

(continua)

PIRÂMIDE DOS ALIMENTOS: GRUPOS ALIMENTARES PARA A POPULAÇÃO INFANTIL 55

VERDURAS E LEGUMES *(continuação)*
1 porção = 8 kcal

Alimentos	Peso (g)	Medidas usuais de consumo
Tomate comum	40	2 fatias
Vagem cozida	22	1 colher de sopa

PLANTAS ALIMENTÍCIAS NÃO CONVENCIONAIS (PANCS)
1 porção = 15 kcal

Alimentos	Peso (g)	Medidas usuais de consumo
Azedinha	50	1 colher de servir
Beldroega	50	1 colher de servir
Bertalha	50	1 colher de servir
Coração de bananeira	50	1 colher de servir
Dente-de-leão	50	1 colher de servir
Folha de batata-doce	50	1 colher de servir
Ora-pró-nobis	50	1 colher de servir
Peixinho	50	1 colher de servir
Serralha	50	1 colher de servir
Taioba	50	1 colher de servir
Vinagreira	50	1 colher de servir

CEREAIS
1 porção = 75 kcal

Alimentos	Peso (g)	Medidas usuais de consumo
Aipim/mandioca cozido(a)	64	2 colheres de sopa
Amido de milho	20	1 colher de sopa
Arroz branco cozido	62	2 colheres de sopa
Arroz integral cozido	70	2 colheres de sopa
Aveia (em flocos)	18	2 colheres de sopa
Batata cozida	100	1 unidade
Batata-doce cozida	75	1 colher de servir

(continua)

56 PIRÂMIDE DOS ALIMENTOS INFANTIL

CEREAIS *(continuação)*
1 porção = 75 kcal

Alimentos	Peso (g)	Medidas usuais de consumo
Biscoito tipo cream cracker	16	3 unidades
Bolo de chocolate sem recheio	15	1/2 fatia
Cará/inhame amassado	63	2 colheres de sopa
Cereal matinal	21	1/2 xícara de chá
Creme de arroz	23	2 colheres de sopa
Farinha de mandioca	20	1 1/2 colheres de sopa
Farinha láctea	19	2 colheres de sopa
Fubá	22	1 colher de sopa
Macarrão cozido	53	2 colheres de sopa
Mandioquinha/batata-baroa cozida	90	1 colher de servir
Pão de forma tradicional	25	1 fatia
Pão de queijo	30	1/2 unidade
Pão francês	25	1/2 unidade
Pão tipo bisnaguinha	30	1 1/2 unidade
Pipoca com sal	15	1 1/2 xícara de chá
Polenta sem molho/angu	125	1 1/2 fatias
Purê de batata	65	1 colher de servir
Torrada de pão francês	16	3 fatias

LEGUMINOSAS
1 porção = 20 kcal

Alimentos	Peso (g)	Medidas usuais de consumo
Ervilha seca cozida	36	1 colher de sopa
Feijão-branco cozido	24	1/2 colher de sopa
Feijão cozido (50% grão 50% caldo)	43	1 colher de sopa
Feijão cozido (só grãos)	25	1 colher de sopa
Grão-de-bico cozido	18	1 colher de sopa
Lentilha cozida	24	1 colher de sopa
Soja cozida	20	1/2 colher de sopa

CARNES E OVOS
1 porção = 65 kcal

Alimentos	Peso (g)	Medidas usuais de consumo
Bife bovino grelhado	21	1/2 unidade
Bife de fígado bovino	34	1/2 unidade
Bife enrolado	36	1/2 unidade
Carne bovina assada/cozida	26	1/2 fatia
Carne bovina moída refogada	30	2 colheres de sopa
Coração de frango	40	2 unidades
Espetinho de carne	31	1 unidade
Fígado de frango	45	3 unidades
Filé de frango à milanesa	26	1/2 unidade
Filé de frango grelhado	33	1/2 unidade
Frango assado inteiro	33	1/2 peito ou 1/2 coxa ou 1/2 sobrecoxa
Hambúrguer	45	1/2 unidade
Lombo de porco assado	26	1/2 fatia
Manjuba frita	35	3 unidades
Merluza/pescada cozida	66	1 filé
Moela	27	1 unidade
Nugget de frango	24	1 unidade
Omelete simples	25	1/2 unidade
Ovo cozido	50	1 unidade
Ovo frito	25	1/2 unidade
Presunto	40	2 fatias
Sardinha frita	51	1/2 unidade
Sobrecoxa de frango cozida com molho	37	1/2 unidade

LÁCTEOS
1 porção = 120 kcal

Alimentos	Peso (g)	Medidas usuais de consumo
Bebida láctea	150	1 unidade
Iogurte de frutas	140	1 unidade
Iogurte polpa de frutas	120	1 unidade
Iogurte polpa de frutas com geleia	130	1 unidade
Leite em pó integral	26	2 colheres de sopa
Leite esterilizado (longa vida)	182	1 xícara de chá
Leite fermentado	160	2 unidades
Leite tipo B (3,5% gordura)	182	1 xícara de chá
Leite tipo C (3,0% gordura)	182	1 xícara de chá
Queijinho pasteurizado fundido	35	2 unidades
Queijo minas	50	1 1/2 fatia
Queijo muçarela	45	3 fatias
Queijo parmesão	30	3 colheres de sopa
Queijo pasteurizado	40	2 fatias
Queijo petit suisse	90	2 unidades
Queijo prato	30	1 1/2 fatia
Queijo provolone	35	1 fatia
Requeijão cremoso	45	1 1/2 colher de sopa
Sobremesa láctea tipo pudim de leite	90	1 pote
Vitamina de leite com frutas	180	1 copo

PIRÂMIDE DOS ALIMENTOS: GRUPOS ALIMENTARES PARA A POPULAÇÃO INFANTIL   59

ÓLEOS E GORDURAS
1 porção = 37 kcal

Alimentos	Peso (g)	Medidas usuais de consumo
Azeite de oliva	4	1 colher de sobremesa
Creme vegetal	7	1 colher de sobremesa
Manteiga	5	1 colher de sobremesa
Margarina líquida	4,5	1 colher de sobremesa
Margarina vegetal	5	1 colher de sobremesa
Óleo (canola, soja, girassol, milho)	4	1 colher de sobremesa
Óleo de soja e oliva	4	1 colher de sobremesa

AÇÚCARES E DOCES
1 porção = 55 kcal

Alimentos	Peso (g)	Medidas usuais de consumo
Açúcar cristal	14	2 colheres de chá
Açúcar mascavo grosso	14	1 colher de sopa
Açúcar refinado	14	1/2 colher de sopa
Biscoito de leite	16	3 unidades
Biscoito tipo maisena	20	4 unidades
Biscoito tipo maria	20	4 unidades
Doce de leite cremoso	20	1 colher de sopa
Geleia	23	2 colheres de sopa
Glucose de milho	20	1 colher de sopa
Goiabada	23	1/2 fatia

4

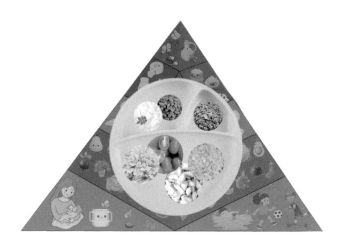

Recomendações e necessidades nutricionais: energia, macro e micronutrientes para população infantil

Rita de Cássia de Aquino
Tamara Lazarini
Olga Maria Silverio Amancio
Virgínia Resende Silva Weffort

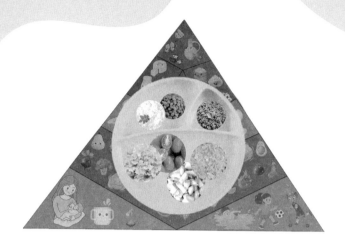

▶ SUMÁRIO

Introdução, 63

Energia e macronutrientes, 64

Micronutrientes, 69

Suplementação de rotina em Pediatria, 75

Referências, 76

ANEXO 1 – Equações preditivas para cálculo do gasto energético total (GET), 78

Anexo 2 – Recomendações nutricionais para vitaminas, segundo o estágio de vida, 80

Anexo 3 – Recomendações nutricionais para minerais, segundo estágio de vida, 83

INTRODUÇÃO

A nutrição infantil é um dos pilares fundamentais para o crescimento saudável, o desenvolvimento cognitivo e a redução do risco de doenças ao longo da vida. Desde os primeiros dias de vida até a adolescência, a oferta adequada de energia, macronutrientes e micronutrientes desempenha um papel essencial na formação de hábitos alimentares saudáveis e no suporte ao metabolismo infantil.

No cenário atual, em que a alimentação moderna apresenta desafios significativos, como a redução do consumo de alimentos saudáveis e a deficiência de nutrientes essenciais, torna-se ainda mais importante compreender as necessidades nutricionais de crianças. O equilíbrio adequado entre carboidratos, proteínas e lipídios, bem como de vitaminas e minerais, é fator determinante para garantir o bem-estar e o desenvolvimento pleno.

Neste contexto, é de suma importância compreender quais são as recomendações nutricionais para essa fase da vida. Uma alimentação adequada deve incluir alimentos e/ou preparações que disponibilizem energia, nutrientes e compostos bioativos em quantidades e proporções equilibradas e suficientes. Do ponto de vista dietético, as recomendações nutricionais podem significar as escolhas alimentares, ou seja, a seleção e o conjunto de alimentos que promovam a saúde do indivíduo ou do grupo por meio de uma alimentação adequada.

Este capítulo tem como objetivo apresentar recomendações nutricionais baseadas em evidências científicas atualizadas, abordando de forma clara e acessível os principais aspectos relacionados ao aporte energético e à ingestão de macro e micronutrientes para crianças de diferentes estágios de vida, além de fornecer conteúdo para compor a estratégia para a promoção de uma alimentação equilibrada e diretrizes para profissionais da saúde e responsáveis pela alimentação infantil.

Ao compreender melhor as necessidades nutricionais da infância, pode-se construir bases sólidas para uma vida adulta mais saudável e com menores riscos de doenças crônicas.

ENERGIA E MACRONUTRIENTES

A energia derivada dos macronutrientes carboidratos, lipídios e proteínas é necessária para sustentar as várias funções do corpo, incluindo respiração, circulação e trabalho físico. O balanço dessa energia depende do equilíbrio entre a ingestão dietética habitual e o gasto energético individual.

A ingestão dietética de referência (DRI – *Dietary Reference Intakes*) para a energia é definida como a média de ingestão prevista para manter o equilíbrio ou balanço energético, segundo a idade, sexo, peso, estatura, nível de atividade física e fase da vida, consistente com a manutenção da saúde. Para a estimativa das necessidades energéticas são utilizadas equações preditivas (Anexo 1 no final do capítulo) elaboradas para tal finalidade, cuja última versão foi recentemente disponibilizada (*Institute of Medicine – National Academies of Sciences, Engineering, and Medicine*, 2023).

A DRI tem aplicações práticas no planejamento e na avaliação de ingestões alimentares. O objetivo é atingir metas que sejam adequadas, ou seja, que atendam à necessidade de um nutriente e, portanto, evitem efeitos adversos de inadequação. Para energia, a adequação se refere à quantidade necessária para manter o nível de atividade física, peso e composição corporal, ou uma taxa apropriada para o ganho de peso durante o crescimento e a gravidez.

Planejamento do consumo energético – equações preditivas

O gasto energético total (GET) ou *Estimated Energy Requirements* (EER) pode ser estimado por equações desenvolvidas para prever uma ingestão de energia apropriada e que são específicas para sexo, idade, estatura, peso e nível de atividade física (NAF).

O planejamento para ingestões de energia deve ser considerado como um processo dividido em duas etapas: (1) selecionar a equação preditiva apropriada para o indivíduo (isso inclui identificar a categoria NAF correta); e (2) monitorar o peso corporal ao longo do tempo e ajustar a ingestão de energia conforme necessário para manter um peso corporal apropriado.

Seleção do nível de atividade física

Uma dificuldade prática na estimativa das necessidades energéticas, principalmente em crianças e adolescentes, é a escolha da categoria de NAF, e talvez seja o aspecto mais desafiador do uso das equações preditivas a partir de 3 anos de idade. NAF representa a razão entre o gasto energético total (GET), determinado com uso de água duplamente marcada (DLW), e o gasto energético basal (GB) ou o gasto energético em repouso (GER), medido ou estimado.

Na última revisão da DRI para energia foram estabelecidas quatro categorias de NAF (inativo, pouco ativo, ativo e muito ativo) com base em quartis de distribuições. Aqueles com um NAF no quartil inferior foram identificados como inativos; no segundo quartil, como pouco ativos; no terceiro quartil, como ativos; e no quarto quartil, como muito ativos, refletido em kcal/dia.

A categoria inativa reflete um nível de GET que abrange o metabolismo basal, a termogênese induzida pela dieta e um nível mínimo de atividade física necessária para as atividades da vida diária. É um termo que reflete o que se denomina habitualmente como sedentário. As categorias pouco ativa, ativa e muito ativa refletem níveis crescentes de atividades físicas por meio de atividades ocupacionais e recreativas. Para crianças e adolescentes, o gasto energético deve considerar também um gasto "adicional" para o crescimento e desenvolvimento (Quadro 1).

QUADRO 1 Adicional de energia segundo idade e sexo para as equações preditivas de gasto energético total (GET)

Idade	Energia adicional Menino (+ kcal/dia)	Energia adicional Menina (+ kcal/dia)
0 até 3 meses	200	180
3 até 6 meses	50	60
6 até 12 meses	20	20

(continua)

66 PIRÂMIDE DOS ALIMENTOS INFANTIL

QUADRO 1 Adicional de energia segundo idade e sexo para as equações preditivas de gasto energético total (GET) (*continuação*)

Idade	Energia adicional Menino (+ kcal/dia)	Energia adicional Menina (+ kcal/dia)
12 meses até 36 meses	20	15
4 a 8 anos	15	15
9 a 13 anos	25	30
14 a 19 anos	20	20

Fonte: National Academies of Sciences, Engineering, and Medicine. Food and Nutrition Board (FNB). *Dietary Reference Intakes for Energy*, 2023.

Também é importante considerar a variabilidade ao redor do valor estimado pela equação disponibilizada, denominada **SEPV** (*Standard Error of the Predicted Value* ou erro padrão – **EP**). O documento estabelece que aproximadamente 68% dos indivíduos terão uma necessidade de energia dentro de ±1 **EP**, 98% ± 1,96 **EP** do valor previsto pela equação GET (Quadro 2).

QUADRO 2 Erro padrão para as equações preditivas de gasto energético total

Idade/sexo	Erro padrão (kcal/dia)
Meninos, 0-2 anos	104
Meninos, 3-18 anos	258
Meninas, 0-2 anos	96
Meninas, 3-18 anos	221

Fonte: National Academies of Sciences, Engineering, and Medicine. Food and Nutrition Board (FNB). *Dietary Reference Intakes for Energy*, 2023.

As equações preditivas estão no Anexo 1 no final do capítulo. Seguem alguns exemplos de estimativa de gasto energético total em crianças.

> **MENINO** (NAF não está incluído na equação)
> GET para um menino de 2 anos que tem 98 cm de altura e pesa 15,5 kg:
> GET = −716,45 − (1,00 × idade em anos) + (17,82 × altura em cm) + (15,06 × peso em kg) + 20
> [custo energético do crescimento]
> GET= −716,45 − (1,00 × 2) + (17,82 × 98) + (15,06 × 15,5) + 20 = −716,45 − 2 + 1746,4 + 233,4 + 20
> GET= 1.281 kcal/dia
> **EP** = 104 kcal (intervalo de predição de 95%: 1.077 − 1.485 kcal/dia)
>
> **MENINO** (NAF ativo)
> GET para um menino de 15 anos, 170 cm de altura, e peso de 66 kg
> GET = −388,19 + (3,68 × idade em anos) + (12,66 × altura em cm) + (20,46 × peso em kg) + 20
> [custo energético do crescimento]
> GET = −388,19 + (3,68 × 15) + (12,66 × 170) + (20,46 × 66) + 20
> GET = −388,19 + 55,2 +2152,2 + 1350,36 + 20
> GET = 3.190 kcal/dia
> **EP** = 258 kcal (intervalo de predição de 95%: 2.684 − 3.696 kcal/dia)

Após a estimativa do GET (gasto energético total) e o estabelecimento do VET (valor energético total) da dieta, é possível determinar as quantidades necessárias de carboidratos, lipídios e proteínas) com base na participação percentual energética dos macronutrientes.

A referência utilizada são as recomendações da DRI (*Dietary Reference Intakes*) ou da *Food and Nutrition Board* (FNB) do *Institute of Medicine da National Academy of Science* (IOM, 2002). Nesta aplica-se o conceito de AMDR (*Acceptable Macronutrient Distribution Range*), que é definido como um intervalo aceitável para a distribuição dos macronutrientes (proteínas, lipídios e carboidratos) em relação ao VET para atender às necessidades nutricionais de energia e nutrientes e reduzir o risco de desenvolvimento de DCNT (IOM, 2002).

Os valores de AMDR (Quadro 3) são estabelecidos para os diferentes estágios de vida: 1 a 3 anos (crianças), 4 a 18 anos (crianças e adolescentes) e + 19 anos, visando atender as especificidades de cada grupo (IOM, 2002). Devido à possibilidade de os macronutrientes serem substituídos entre si para manter o fornecimento de energia, é importante que a contribuição relativa seja avaliada de acordo com a AMDR, visto que a ingestão insuficiente de um pode levar ao consumo excessivo de outro macronutriente.

68 PIRÂMIDE DOS ALIMENTOS INFANTIL

QUADRO 3   *Acceptable Macronutrient Distribution Ranges* (AMDR) para proteínas, lipídios e carboidratos

AMDR	1 a 3 anos	4 a 18 anos
Proteínas	5 a 20%	10 a 30%
Lipídios Ácido graxo linoleico Ácido graxo alfa-linolênico	30 a 40% 5 a 10% 0,6 a 1,2%	25 a 35% 5 a 10% 0,6 a 1,2%
Carboidratos	45 a 65%	45 a 65%

Fonte: IOM, 2002.

Além da participação relativa dos macronutrientes na dieta em relação ao valor energético total, a DRI também estabelece quantidades mínimas diárias de carboidratos, fibras alimentares, proteínas, lipídio total, ácidos graxos (linoleico e alfa-linolênico). Para carboidratos, a recomendação deve garantir a quantidade diária mínima de glicose necessária ao funcionamento do cérebro (130 g/dia). Para proteínas, a recomendação é a mesma estabelecida pela FAO sobre proteínas (WHO, 2007). E a recomendação de lipídio deve garantir a ingestão das quantidades mínimas necessárias dos ácidos graxos essenciais (Quadro 4) (IOM, 2002).

QUADRO 4   DRI (*Dietary Reference Intakes*) para macronutrientes: carboidratos, fibras totais, proteínas, lipídios, ácido graxo linoleico e alfa-linolênico e proteínas

Estágio de vida	Carboidratos (g/dia)	Fibras (g/dia)	Proteínas (g/dia)	Lipídio (g/dia)	AG linoleico (g/dia)	AG alfa- linolênico (g/dia)
Lactentes 0 a 6 7 a 12	60* 95*	ND ND	9,1* **13,5**	31* 30*	4,4* 4,6*	0,5* 0,5*
Crianças 1 a 3 4 a 8	**130** **130**	19* 25*	**13** **19**	ND ND	7* 10*	0,7* 0,9*
Meninos 9 a 13 14 a 18	**130** **130**	31* 38*	**34** **52**	ND ND	12* 16*	1,2* 1,6*

(continua)

RECOMENDAÇÕES E NECESSIDADES NUTRICIONAIS: ENERGIA, MACRO E MICRONUTRIENTES 69

QUADRO 4 DRI (*Dietary Reference Intakes*) para macronutrientes: carboidratos, fibras totais, proteínas, lipídios, ácido graxo linoleico e alfa-linolênico e proteínas (*continuação*)

Estágio de vida	Carboidratos (g/dia)	Fibras (g/dia)	Proteínas (g/dia)	Lipídio (g/dia)	AG linoleico (g/dia)	AG alfa-linolênico (g/dia)
Meninas						
9 a 13	**130**	26*	**34**	ND	10*	1,0*
14 a 18	**130**	26*	**46**	ND	11*	1,1*

Valores marcados com * representam AI (*Adequate Intake*) e destaques em **negrito** representam RDA (*Recommended Dietary Allowances*).
Fonte: IOM, 2002.

MICRONUTRIENTES

A infância é um período de intenso crescimento e desenvolvimento, no qual a nutrição desempenha um papel fundamental. Além dos macronutrientes – carboidratos, proteínas e gorduras –, os micronutrientes, como vitaminas e minerais, são essenciais para garantir o funcionamento adequado do organismo, fortalecer o sistema imunológico e promover o desenvolvimento cognitivo.

No entanto, a deficiência de micronutrientes é um desafio global, afetando milhões de crianças e impactando diretamente sua saúde e qualidade de vida. A falta de ferro pode levar à anemia, prejudicando a capacidade de aprendizado e a disposição para as atividades diárias.

Em relação às recomendações nutricionais para vitaminas e minerais na infância e adolescência, observam-se nas Tabelas 1 e 2, respectivamente, as DRIs (*Dietary Reference Intakes*) do *Institute of Medicine da National Academy of Science* (Anexos 2 e 3 no final do capítulo).

Vitaminas

As vitaminas podem ser classificadas, de acordo com sua solubilidade, em lipossolúveis (A, D, E, K) e hidrossolúveis (C, complexo B), e conforme a sua função, em coenzimas (complexo B, colina e K), vitaminas com propriedade antioxidantes (C e E) e vitaminas indutoras da síntese de proteínas específicas (A e D) e pré-hormônio (D).

Vários fatores podem determinar e influenciar as necessidades dietéticas específicas de cada vitamina, como:

- fisiológicos: biodisponibilidade, quantidades requeridas para seu papel fisiológico, distribuição corpórea (capacidade de armazenamento) e fase do ciclo de vida do indivíduo;
- patológicos: doenças adquiridas que alteram as quantidades de nutrientes necessários (síndrome de má absorção), hábitos e estilos de vida que possam alterar a biodisponibilidade e/ou a sua utilização.

Nas fases de lactente, pré-escolar e escolar, algumas vitaminas exercem um papel importante e considerar as recomendações adequadas de acordo com o estágio de desenvolvimento é fundamental (ver Capítulo 2). Destacam-se:

- **Vitamina A:** apresenta-se na forma de retinol e carotenoides. A absorção do retinol dos alimentos varia de 70 a 90% e dos carotenoides de 50 a 60%. O fígado é o principal órgão responsável pelo seu metabolismo e armazenamento.
- **Vitamina D:** considerada um hormônio, apenas 10 a 20% da vitamina D provém da alimentação, o restante é sintetizado de forma endógena, dependente dos raios ultravioletas. São duas formas biologicamente ativas D2 (ergocalciferol) e D3 (colecalciferol). Papel importante na regulação do metabolismo do fósforo e do cálcio no duodeno. Na infância, o quadro clínico de deficiência pode se manifestar por atraso motor, baixa estatura, sendo a principal causa de raquitismo na infância e de osteopenia em adolescentes. Para tanto, a Sociedade Brasileira de Pediatria recomenda sua suplementação profilática até os 2 anos e sempre que for grupo de risco para deficiência. Veja adiante neste capítulo.
- **Vitamina C:** importante para síntese de colágeno e apoio na absorção de minerais importantes como ferro. Embora os casos de deficiência do ácido ascórbico (forma mais comum de apresentação da vitamina) sejam raros atualmente, a população mais suscetível à deficiência são as crianças, por suas necessidades proporcionalmente maiores. A vitamina C dos alimentos é muito instável,

sendo facilmente oxidada, e a sua quantidade pode ser influenciada pelas estações do ano, transporte, cocção e prazo de validade.

- **Vitamina B12 (cobalamina):** é necessária para a síntese de DNA,
  produção de células sanguíneas e para a função neurológica normal, sendo essencial para o crescimento e desenvolvimento adequado por toda a infância. Sua deficiência, além das questões he-
  matológicas (anemia megaloblástica), pode levar à desmielinização
  no sistema nervoso central com atraso ou perda significativa nos
  processos de desenvolvimento motor e neurocognitivo, importantes nas fases de lactente e infância. A depleção de vitamina B12
  pode ocorrer em lactentes de mães que adotam a alimentação
  vegetariana estrita ou com anemia perniciosa sem tratamento.
- **Vitamina B1 (tiamina):** a tiamina tem ganhado certo protago-
  nismo na infância e adolescência, por se apresentar de forma
  abundante no tecido cardíaco, seguido do músculo esquelético,
  rins, fígado e cérebro. Na criança, esses sistemas e órgãos estão
  em pleno crescimento exponencial, tendo em vista o processo de
  maturação até a idade adulta, daí tal importância. A ingestão
  alimentar insuficiente, os distúrbios metabólicos crescentes na
  infância, como excesso de peso, obesidade, diabetes tipo 2, por
  exemplo, são potenciais fatores de risco para deficiência de tiamina (DT), causando consequências cardíacas e neurológicas.
- **Vitamina B9 (folato/ácido fólico):** está presente naturalmente
  nos alimentos como folato. Sua forma sintética, conhecida como
  ácido fólico, é considerada mais estável, porém não se encontra
  presente nos alimentos. O ácido fólico é muito utilizado na for-
  tificação de alimentos, como suplementos alimentares e doses
  medicamentosas. Embora os lactentes e as crianças sejam parte
  do grupo de maior vulnerabilidade, a deficiência de B9 é mais
  incomum; entretanto, a recomendação de ingestão de alimentos
  fonte é fortemente recomendada nessa faixa etária, especialmente se for grupo de risco como em uso de anticonvulsivantes,
  metformina ou tratamento para toxoplasmose.

No Quadro 5, destacam-se as principais fontes alimentares das vitaminas em geral.

PIRÂMIDE DOS ALIMENTOS INFANTIL

QUADRO 5   Principais fontes alimentares das vitaminas A, D, E, K, complexo B, colina e vitamina C

Vitaminas	Principais fontes alimentares
Vitamina A	Leite integral e produtos lácteos integrais, gema, ostras, fígado, óleo de fígado, óleo de peixes, bacalhau, salmão e truta, e margarina (após a legislação bromotológica que obriga a fortificação do produto com essa vitamina durante a fabricação). A pró-vitamina A (carotenos) pode ser encontrada em legumes e em frutas amarelo-alaranjadas e em verduras verde-escuras, como cenoura, abóbora, batata-doce, mamão, manga, caju, ervilha, agrião, almeirão, mostarda, couve, espinafre e alguns óleos de origem vegetal (dendê, pequi e buriti).
Vitamina D	**D2** (ergocalciferol), obtida pela irradiação ultravioleta do ergosterol vegetal (vegetais, fungos, levedos) e em produtos comerciais; **D3** (colecalciferol), resultado da transformação não enzimática do precursor 7-deidrocolesterol existente na pele dos mamíferos, pela ação dos raios ultravioleta. O 7-deidrocolesterol é encontrado também em óleo de fígado de bacalhau, gema de ovo, manteiga, pescados como arenque, salmão, atum, cação e cereais fortificados.
Vitamina E	Azeite de oliva, óleos vegetais (soja, girassol, milho, algodão), amêndoas, avelãs, cereais, gordura animal, carnes e lácteos, gema de ovo, manteiga, folhas verdes e legumes.
Vitamina K	Vegetais verdes folhosos, tomate, espinafre, couve-flor, repolho e batata.
Complexo B	**B1**: carnes, vísceras e farinhas integrais, levedo de cerveja e germe de trigo. **B2**: lácteos, fígado, verduras como alface, brócolis, almeirão, repolho, espinafre, couve), carnes, frutas, ovos, leguminosas e cereais integrais. **B3**: carnes vermelhas, vísceras, peixes, crustáceos, aves, levedo de cerveja, grãos, cereais, leguminosas e castanha-do-Brasil. **B5**: vísceras, carnes vermelhas, peixes, batata, tomate, gérmen de trigo, brócolis, couve-flor e leveduras. **B6**: milho, gérmen de trigo, soja, melão, batatas, carne, fígado, rim e coração. **B7**: vísceras, soja, gema de ovo, cogumelos e, em menor quantidade, em peixes, nozes, amendoim e aveia. **B9**: folato/ácido fólico: feijão, vísceras, brócolis, espinafre, batata, trigo e levedura e, em menor quantidade, nos lácteos, ovos e frutas. **B12**: tecidos animais, carnes bovina, suína, de aves e de peixes, vísceras, principalmente fígado, rins e coração, gema de ovo, frutos do mar e levedo de cerveja e, em menor quantidade, lácteos.
Colina	Fígado de boi e de aves, ovos, bacalhau, salmão, sementes de linhaça, quinoa, sementes de gergelim, amêndoas, couve-flor, brócolis, cebola, mamão, alho.
Vitamina C	Frutas cítricas em geral e as verduras de folhas verde-escuras.

Fonte: adaptado de Weffort et al., 2024; SBP, 2024.

Minerais

Os minerais são nutrientes protetores e apresentam características gerais: são necessários em pequenas quantidades, microgramas ou miligramas/dia; são elementos essenciais, ou seja, não são sintetizados pelo organismo. Existem mais de 15 minerais encontrados na alimentação, subdivididos de acordo com as necessidades em macrominerais (cálcio, fósforo, magnésio, sódio, potássio, cloro e enxofre) e microminerais ou oligoelementos (ferro, zinco, cobre, manganês, iodo, selênio, molibdênio, cromo e flúor). Especialmente na fase infantil, alguns minerais merecem destaque:

- **Cálcio:** sua absorção pode variar com a idade, sendo de 60% na infância. As principais fontes de cálcio são os lácteos, cuja biodisponibilidade é de aproximadamente 30%. Nos vegetais de folhas verde-escuras, feijões e oleaginosas a biodisponibilidade é maior, porém a presença dos ácidos oxálico, fítico e urônico diminui a absorção, fazendo com que a quantidade ingerida para atingir a recomendação seja maior. Ácidos oxálico e fítico são inibidores, enquanto a lactose ajuda na absorção de cálcio.
- **Cobre:** é crucial para o desenvolvimento do sistema nervoso central, ajudando na formação das conexões neurais e na manutenção da mielina (revestimento protetor dos neurônios). Sua deficiência pode estar associada a dificuldades de aprendizagem e atrasos no desenvolvimento. Participa da produção de glóbulos brancos, essenciais para a defesa do organismo contra infecções. Auxilia na absorção do ferro, prevenindo anemias e garantindo uma melhor oxigenação dos tecidos. A absorção varia inversamente com a ingestão de cobre. Quando aumenta a ingestão, a absorção é por volta de 12%, a qual pode elevar-se a 63% quando a ingestão diminui. Por outro lado, a excreção é diretamente proporcional à ingestão. A regulação da absorção e excreção endógena controla a quantidade de cobre retida no organismo e protege contra a deficiência e a toxicidade de cobre.
- **Ferro:** como componente de enzimas do ciclo de Krebs, dos citocromos da cadeia respiratória, é necessário para o trans-

porte de oxigênio. Também contribui para a síntese do ácido desoxirribonucleico (DNA), produção de energia e formação do sangue. Sua principal função refere-se à hemoglobina, que é responsável pela respiração celular e pela ligação ao oxigênio na circulação pulmonar. Carnes, peixes e aves apresentam a maior absorção de ferro. Ácido ascórbico (frutas e sucos cítricos, tomate, batata) aumenta a absorção, enquanto fitato (soja, feijão preto, lentilha, broto de feijão, ervilhas), polifenol (chá, grãos, orégano) e proteína vegetal (plantas, legumes, grãos, nozes, sementes) inibem a absorção de ferro não heme. O cálcio inibe a de ferro não heme e heme (lácteos, repolho, couve, brócolis).

- **Selênio:** atua na resposta inflamatória, no sistema endócrino e na proteção de doenças (diabetes, câncer, cardiovascular). É essencial para o equilíbrio homeostático dos sistemas biológicos. Tem a absorção dependente da forma química presente na dieta (a orgânica é mais retida do que a inorgânica), do tipo de alimento e da presença de outros nutrientes. Na absorção não atuam mecanismos homeostáticos de regulação e parece não ser afetada pelo seu estado nutricional.

- **Zinco:** por volta de 95% do zinco (Zn) corporal se encontra dentro das células. Faz parte de 300 enzimas, dentre as quais a álcool desidrogenase, fosfatase alcalina, RNA polimerases e a superóxido dismutase. Participa de vários processos metabólicos, sendo essencial para o crescimento e desenvolvimento, além de participar da regulação de expressão gênica. É essencial para a síntese da proteína ligadora de retinol e atua na transformação de betacaroteno em vitamina A. A absorção de Zn depende da quantidade ingerida (relação direta, embora a absorção diminua dependendo dos estoques), da presença de inibidores (ácido fítico, fibras na presença de fitatos, cálcio e ferro em doses altas) ou facilitadores (proteínas de origem animal e vegetal, com exceção da proteína de soja e da caseína) e do estado fisiológico.

QUADRO 6   Principais fontes alimentares de cálcio, ferro, cobre, zinco e selênio

Micronutriente	Alimentos
Cálcio	Leite, iogurte, queijos, feijões, oleaginosas, vegetais de folhas verde-escuras
Ferro	Carne, peixe, aves
Cobre	Fígado, cordeiro, mariscos, leguminosas, nozes
Zinco	Ostra, caranguejo, carne bovina, frango, fígado, leguminosas (feijão, lentilha, grão-de-bico), queijos
Selênio	Castanha-do-Brasil, peixes, camarão, carnes

Fonte: adaptado de Leite, H. P.; Konstantyner, T., 2021 e Braga, J. A. P.; Amancio, O. M. S., 2022.

SUPLEMENTAÇÃO DE ROTINA EM PEDIATRIA

A Sociedade Brasileira de Pediatria recomenda suplementar de rotina a vitamina D e o ferro até 2 anos de idade, independentemente do tipo de alimentação.

Vitamina D

Administrar 400 UI/dia de vitamina D a todos os lactentes da primeira semana até 12 meses, independentemente de estar em aleitamento materno exclusivo, fórmula infantil ou leite de vaca. Para maiores de 12 meses a recomendação é de 600 a 1.200 UI/dia. Se estiver em grupo de risco, a recomendação é de 1.200 a 1.800 UI/dia.

Para recém-nascidos pré-termo, recomenda-se suplementação profilática oral de vitamina D (400 UI/dia), que deve ser iniciada quando o peso for superior a 1.500 g e houver tolerância plena à nutrição enteral.

Ferro

Administrar 1 mg de ferro elementar/kg/dia, iniciando aos 180 dias de vida até o 24º mês de vida, considerando o lactente nascido a termo

76 PIRÂMIDE DOS ALIMENTOS INFANTIL

sem fatores de risco associados e em aleitamento materno exclusivo até o 6º mês de vida.

QUADRO 7 Recomendação quanto à suplementação de ferro **com** fator de risco para recém-nascido a termo

Situação	Recomendação
Recém-nascidos a termo, peso adequado para a idade gestacional, em aleitamento materno exclusivo	1 mg de ferro elementar/kg peso/dia a partir de 90 dias até 24° mês de vida
Recém-nascidos a termo, peso adequado para a idade gestacional, independentemente do tipo de alimentação	1 mg de ferro elementar/kg peso/dia a partir de 90 dias até 24° mês de vida

Fonte: Sociedade Brasileira de Pediatria, 2024.

⋛ TAKE HOME MESSAGES ⋚

1. Compreender as recomendações nutricionais preconizadas para energia, macro e micronutrientes, de acordo com o estágio de vida, faz parte da estratégia para a promoção de uma alimentação infantil mais assertiva e saudável.

2. O consumo adequado de vitaminas e minerais, por meio da alimentação variada, é condição *sine qua non* para o bom funcionamento do organismo na infância.

3. A Sociedade Brasileira de Pediatria recomenda suplementar de rotina de vitamina D e ferro até 2 anos de idade, independentemente do tipo de alimentação.

REFERÊNCIAS

1. BRAGA, J. A. P.; AMANCIO, O. M. S. **Deficiências nutricionais**: manual para diagnóstico e condutas. 1. ed. Barueri: Manole, 2022.

2. COZZOLINO, S. M. F. **Biodisponibilidade de nutrientes**. 7. ed. Barueri: Manole, 2024.

3. LEITE, H. P.; Konstantyner, T. **Micronutrientes em pediatria**. Barueri: Manole, 2021.

RECOMENDAÇÕES E NECESSIDADES NUTRICIONAIS: ENERGIA, MACRO E MICRONUTRIENTES **77**

4. IOM (Institute of Medicine). **Dietary Reference Intake for energy, carbohydrate, fiber, fat, fatty acids, cholesterol, protein and amino acids.** Food and Nutrition Board. Washington, DC: National Academy Press, 2002.

5. IOM (Institute of Medicine). National Academies of Sciences, Engineering, and Medicine. Food and Nutrition Board (FNB). **Dietary Reference Intakes for Energy.** Washington (DC): National Academies Press; 2023 Jan 17. Disponível em: https://www.ncbi.nlm.nih.gov/books/NBK588659/.

6. WORLD HEALTH ORGANIZATION/FOOD AND AGRICULTURE ORGANIZATION (WHO/FAO). **Protein and amino acids requirements in human nutrition.** Report on the joint WHO/FAO expert consultation. Technical Report Series, 935. Geneva: WHO, 2007.

7. WEFFORT, V. R. S.; et al. **Nutrologia pediátrica: Temas da atualidade em Nutrologia pediátrica.** Sociedade Brasileira de Pediatria. Departamento Científico de Nutrologia. São Paulo: SBP, 2021.

8. WEFFORT, V. R. S.; SOUZA, C. S. B. **Carências vitamínicas.** In: Weffort, V. R. S.; Lamounier, J. A. Nutrição em pediatria: da neonatologia à adolescência. 3. ed. Barueri: Manole, 2024.

9. IOM (Institute of Medicine). **Dietary Reference Intakes for Calcium and Vitamin D (1997); Dietary Reference Intakes for Thiamin, Riboflavin, Niacin, Vitamin B6, Folate, Vitamin B12, Pantothenic Acid, Biotin, and Choline (1998); Dietary Reference Intakes for Vitamin C, Vitamin E, Selenium, and Carotenoids (2000); Dietary Reference Intakes for Vitamin A, Vitamin K, Copper, Iron and Zinc (2001); and Dietary Reference Intakes for Calcium and Vitamin D (2011).** Disponíveis em: www.nap.edu.

10. SBP. Departamento de Nutrologia. **Manual de alimentação: orientações para alimentação do lactente ao adolescente, na escola, na gestante, na prevenção de doenças e segurança alimentar.** 5. ed. São Paulo: SBP, 2024.

11. AQUINO, R. C.; PATERNEZ, A. C. C.; FORNASARI, M. L. L. Recomendações nutricionais para o planejamento dietético. In: PHILIPPI, S. T.; AQUINO, R. C. (orgs.). **Dietética: princípios para o planejamento de uma alimentação saudável.** Barueri: Manole, 2013.

12. AQUINO, R. C.; PHILIPPI, S. T. Uso prático das recomendações nutricionais. In: PHILIPPI, S. T.; AQUINO, R. C. (orgs.). **Recomendações nutricionais nos estágios de vida e nas doenças crônicas não transmissíveis.** Barueri: Manole, 2017.

13. SOCIEDADE BRASILEIRA DE PEDIATRIA. Departamento Científico de Endocrinologia. **Hipovitaminose D em pediatria: diagnóstico, tratamento e prevenção – Atualização.** Novembro 2024.

78 PIRÂMIDE DOS ALIMENTOS INFANTIL

ANEXO 1 – EQUAÇÕES PREDITIVAS PARA CÁLCULO DO GASTO ENERGÉTICO TOTAL (GET)

ANEXO 1   Equações preditivas para cálculo do gasto energético total (GET)

Idade	Sexo	Nível de atividade física	Equação de EER/GET (kcal/dia)
0 a 2,99 meses	M	-	- 716,45 – (1 x idade) + (17,82 x estatura) + (15,06 x peso) + 200
	F	-	- 69,15 – (80 x idade) + (2,65 x estatura) + (57,15 x peso) + 180
3 a 5,99 meses	M	-	- 716,45 – (1 x idade) + (17,82 x estatura) + (15,06 x peso) + 50
	F	-	- 69,15 – (80 x idade) + (2,65 x estatura) + (57,15 x peso) + 60
6 meses a 2,99 anos	M	-	- 716,45 – (1 x idade) + (17,82 x estatura) + (15,06 x peso) + 20
	F	-	- 69,15 – (80 x idade) + (2,65 x estatura) + (57,15 x peso) + 20/15[a]
3 anos a 13,99 anos	M	Inativo	- 447,51 + (3,68 x idade) + (13,01 x estatura) + (13,15 x peso) + 20/15/25[b]
		Pouco ativo	19,12 + (3,68 x idade) + (8,62 x estatura) + (20,28 x peso) + 20/15/25[b]
		Ativo	- 388,19 + (3,68 x idade) + (12,66 x estatura) + (20,46 x peso) + 20/15/25[b]
		Muito ativo	- 671,75 + (3,68 x idade) + (15,38 x estatura) + (23,25 x peso) + 20/15/25[b]
3 anos a 13,99 anos	F	Inativo	55,59 - (22,25 x idade) + (8,43 x estatura) + (17,07 x peso) + 15/30[c]
		Pouco ativo	- 297,57 - (22,25 x idade) + (12,77 x estatura) + (14,73 x peso) + 15/30[c]
		Ativo	- 189,55 - (22,25 x idade) + (11,74 x estatura) + (18,34 x peso) + 15/30[c]
		Muito ativo	- 709,59 - (22,25 x idade) + (18,22 x estatura) + (14,25 x peso) + 15/30[c]

(continua)

RECOMENDAÇÕES E NECESSIDADES NUTRICIONAIS: ENERGIA, MACRO E MICRONUTRIENTES   79

ANEXO 1   Equações preditivas para cálculo do gasto energético total (GET)   (*continuação*)

Idade	Sexo	Nível de atividade física	Equação de EER/GET (kcal/dia)
14 anos a 18,99 anos	M	Inativo	- 447,51 - (3,68 x idade) + (13,01 x estatura) + (13,15 x peso) + 20
		Pouco ativo	19,12 + (3,68 x idade) + (8,62 x estatura) + (20,28 x peso) + 20
		Ativo	- 388,19 + (3,68 x idade) + (12,66 x estatura) + (20,46 x peso) + 20
		Muito ativo	- 671,75 + (3,68 x idade) + (15,38 x estatura) + (23,25 x peso) + 20
14 anos a 18,99 anos	F	Inativo	55,59 - (22,25 x idade) + (8,43 x estatura) + (17,07 x peso) + 20
		Pouco ativo	- 297,54 + (22,25 x idade) + (12,77 x estatura) + (14,73 x peso) + 20
		Ativo	- 189,55 + (22,25 x idade) + (11,74 x estatura) + (18,34 x peso) + 20
		Muito ativo	- 709,59 + (22,25 x idade) + (18,22 x estatura) + (14,25 x peso) + 20

Idade em anos; estatura em centímetros (cm); peso em quilograma (kg).

EER: *estimated energy requirement*; GET: gasto energético total.

[a]Custo de energia adicional para meninas: 6 a 11,99 meses: 20 kcal/dia; 1 a 35,99 meses: 15 kcal/dia.

[b]Custo de energia adicional para meninos: 3 anos: 20 kcal/dia; 4 a 8 anos: 15 kcal/dia; 9 a 13 anos: 25 kcal/dia.

[c]Custo de energia adicional para meninas: 3 anos: 15 kcal/dia; 4 a 8 anos: 15 kcal/dia; 9 a 13 anos: 30 kcal/dia.

Desvio-padrão: meninos de 0 a 2 anos = 104 kcal; meninas de 0 a 2 anos = 95 kcal; meninos de 3 a 19 anos = 255 kcal; meninos de 3 a 19 anos = 237 kcal.

Erro-padrão (EP): meninos de 0 a 2 anos = 104 kcal; meninas de 0 a 2 anos = 95 kcal; meninos de 3 a 19 anos = 255 kcal; meninos de 3 a 19 anos = 237 kcal (±1,96 x EP).

80 PIRÂMIDE DOS ALIMENTOS INFANTIL

ANEXO 2 – RECOMENDAÇÕES NUTRICIONAIS PARA VITAMINAS, SEGUNDO O ESTÁGIO DE VIDA

VITAMINAS – Recomendações Nutricionais (DRIs): Ingestão Recomendada para Indivíduos (RDA ou AI), Limite Superior Tolerável de Ingestão (ULa) e Necessidade Média Estimada (EARk)

Estágio de vida	Vitamina A (µg/dia)[b]			Vitamina D (UI/dia)[c,d]			Vitamina E (mg/dia)[e]			Vitamina K (µg/dia)	Tiamina (B1) (mg/dia)	
	EAR	RDA	UL	EAR	RDA	UL	EAR	RDA	UL	AI	EAR	RDA
Crianças												
0-6 meses	ND	400*	600	ND	400*	1.000	ND	4*	ND	2*	ND	0,2*
7-12 meses	ND	500*	600	ND	400*	1.500	ND	5*	ND	2,5*	ND	0,3*
1-3 anos	210	300	600	400	600	2.500	5	6	200	30*	0,4	0,5
4-8 anos	275	400	900	400	600	3.000	6	7	300	55*	0,5	0,6
Meninos												
9-13 anos	445	600	1.700	400	600	4.000	9	11	600	60*	0,7	0,9
14-18 anos	630	900	2.800	400	600	4.000	12	15	800	75*	1	1,2
Meninas												
9-13 anos	420	600	1.700	400	600	4.000	9	11	600	60*	0,7	0,9
14-18 anos	485	700	2.800	400	600	4.000	12	15	800	75*	0,9	1

(continua)

RECOMENDAÇÕES E NECESSIDADES NUTRICIONAIS: ENERGIA, MACRO E MICRONUTRIENTES 81

VITAMINAS – Recomendações Nutricionais (DRIs): Ingestão Recomendada para Indivíduos (RDA ou AI), Limite Superior Tolerável de Ingestão (ULa) e Necessidade Média Estimada (EAR[k]) *(continuação)*

Estágio de vida	Riboflavina (B2) (mg/dia)		Niacina (mg/dia)[f]			Vitamina B6 (mg/dia)			Folato (µg/dia)[g]		
	EAR	RDA	EAR	RDA	UL	EAR	RDA	UL	EAR	RDA	UL
Crianças											
0-6 meses	ND	0,3*	ND	2*	ND	ND	0,1*	ND	ND	65*	ND
7-12 meses	ND	0,4*	ND	4*	ND	ND	0,3*	ND	ND	80*	ND
1-3 anos	0,4	0,5	5	6	10	0,4	0,5	30	120	150	300
4-8 anos	0,5	0,6	6	8	15	0,5	0,6	40	160	200	400
Meninos											
9-13 anos	0,8	0,9	9	12	20	0,8	1	60	250	300	600
14-18 anos	1,1	1,3	12	16	30	1,1	1,3	80	330	400	800
Meninas											
9-13 anos	0,8	0,9	9	12	20	0,8	1	60	250	300	600
14-18 anos	0,9	1	11	14	30	1	1,2	80	330	400[i]	800

(continua)

82 PIRÂMIDE DOS ALIMENTOS INFANTIL

VITAMINAS – Recomendações Nutricionais (DRIs): Ingestão Recomendada para Indivíduos (RDA ou AI), Limite Superior Tolerável de Ingestão (ULa) e Necessidade Média Estimada (EAR^k) *(continuação)*

Estágio de vida	Vitamina C (mg/dia)			Vitamina B12 (µg/dia)		Ácido pantotênico (mg/dia)	Biotina (µg/dia)	Colina (mg/dia)h	
	EAR	RDA	UL	EAR	RDA	AI	RDA	AI	UL
Crianças									
0-6 meses	ND	40*	ND	ND	0,4*	1,7*	5*	125*	ND
7-12 meses	ND	50*	ND	ND	0,5*	1,8*	6*	150*	ND
1-3 anos	13	15	400	0,7	0,9	2*	8*	200*	1.000
4-8 anos	22	25	650	1	1,2	3*	12*	250*	1.000
Meninos									
9-13 anos	39	45	1.200	1,5	1,8	4*	20*	375*	2.000
14-18 anos	63	75	1.800	2	2,4	5*	25*	550*	3.000
Meninas									
9-13 anos	39	45	1.200	1,5	1,8	4*	20*	375*	2.000
14-18 anos	56	65	1.800	2	2,4	5*	25*	400*	3.000

(a) A UL representa a ingestão total do nutriente através de alimentos, suplementos e água.

(b) Como atividade de retinol equivalente (RAEs). 1 RAE = 1 µg de retinol, 12 µg de betacaroteno, 24 µg de alfacaroteno ou 24 µg de beta-criptoxantina. Para calcular RAEs de REs de pró-vitamina A em alimentos, divide-se REs por 2. Para transformar vitamina A em alimentos ou suplementos e pró-vitamina A em suplementos, 1 RE = 1 RAE.

(c) Calciferol. 1 µg calciferol = 40 UI vitamina D.

(d) Na ausência de exposição adequada à luz solar.

(e) Como alfa-tocoferol.

(f) Como niacina equivalente (NE). 1 mg de niacina = 60 mg de triptofano; 0 - 6 meses = niacina pré-formada (não NE).

(g) Como equivalente dietético de folato (DFE). 1 DFE = 1 µg de folato alimentar = 0,6 µg de ácido fólico de alimento fortificado ou suplemento.

(h) Existem poucos dados para calcular qual a suplementação dietética de colina necessária em todos os estágios de vida, talvez pelo fato de que em alguns estágios a síntese de colina seja endógena.

(i) Pelo fato de que 10 a 30% da população idosa tenha problemas para absorver vitamina B12, é recomendado que indvíduos acima de 50 anos consumam alimentos ricos em vitamina B12 ou suplementos de vitamina B12.

(j) Em razão de evidências associando o consumo de folato com defeitos no tubo neural fetal, recomenda-se que toda mulher com capacidade para engravidar consuma 400 µg de suplementos ou alimentos fortificados.

(k) O EAR não pôde ser estabelecido para vitamina D, vitamina K, ácido pantotênico, biotina e colina.

*AI: Ingestão adequada; ND: Não disponível.

Fonte: Aquino, R. C.; Philippi, S. T. Uso prático das recomendações nutricionais. In: Recomendações nutricionais nos estágios de vida e nas doenças crônicas não transmissíveis. Série SBAN:1. Barueri: Manole, 2017, Capítulo 10, Anexo 1, p. 198-200.

RECOMENDAÇÕES E NECESSIDADES NUTRICIONAIS: ENERGIA, MACRO E MICRONUTRIENTES 83

ANEXO 3 – RECOMENDAÇÕES NUTRICIONAIS PARA MINERAIS, SEGUNDO ESTÁGIO DE VIDA

MINERAIS – Recomendações Nutricionais (DRIs): Ingestão Recomendada para Indivíduos (RDA ou AI), Limite Superior Tolerável de Ingestão (ULa) e Necessidade Média Estimada (EARc)

Estágio de vida	Ferro (mg/dia)			Manganês (mg/dia)		Cromo (µg/dia)	Molibdênio (µg/dia)		
	EAR	RDA	UL	AI	UL	AI	EAR	RDA	UL
Crianças									
0-6 meses	ND	0,27*	40	0,003*	ND	0,2*	ND	2*	ND
7-12 meses	6,9	11	40	0,6*	ND	5,5*	ND	3*	ND
1-3 anos	3	7	40	1,2*	2	11*	13	17	300
4-8 anos	4,1	10	40	1,5*	3	15*	17	22	600
Meninos									
9-13 anos	5,9	8	40	1,9*	6	25*	26	34	1.100
14-18 anos	7,7	11	45	2,2*	9	35*	33	43	1.700
Meninas									
9-13 anos	5,7	8	40	1,6*	6	21*	26	34	1.100
14-18 anos	7,9	15	45	1,6*	9	24*	33	43	1.700

(continua)

84 PIRÂMIDE DOS ALIMENTOS INFANTIL

MINERAIS – Recomendações Nutricionais (DRIs): Ingestão Recomendada para Indivíduos (RDA ou AI), Limite Superior Tolerável de Ingestão (ULa) e Necessidade Média Estimada (EARc) *(continuação)*

Estágio de vida	Zinco (mg/dia)			Cálcio (mg/dia)			Fósforo (mg/dia)		
	EAR	RDA	UL	EAR	RDA	UL	EAR	RDA	UL
Crianças									
0-6 meses	ND	2*	4	ND	200*	1.000	ND	100*	ND
7-12 meses	2,5	3	5	ND	260*	1.500	ND	275*	ND
1-3 anos	2,5	3	7	500	700	2.500	380	460	3.000
4-8 anos	4	5	12	800	1.000	2.500	405	500	3.000
Meninos									
9-13 anos	7	8	23	1.100	1.300	3.000	1.055	1.250	4.000
14-18 anos	8,5	11	34	1.100	1.300	3.000	1.055	1.250	4.000
Meninas									
9-13 anos	7	8	23	1.100	1.300	3.000	1.055	1.250	4.000
14-18 anos	7,3	9	34	1.100	1.300	3.000	1.055	1.250	4.000

Estágio de vida	Magnésio (mg/dia)[b]			Flúor (mg/dia)		Selênio (µg/dia)			Cobre (µg/dia)		
	EAR	RDA	UL	AI	UL	EAR	RDA	UL	EAR	RDA	UL
Crianças											
0-6 meses	ND	30*	ND	0,01*	0,7	ND	15*	45	ND	200*	ND
7-12 meses	ND	75*	ND	0,5*	0,9	ND	20*	60	ND	220*	ND
1-3 anos	65	80	65	0,7*	1,3	17	20	90	260	340	1.000
4-8 anos	110	130	110	1*	2,2	23	30	150	340	440	3.000
Meninos											
9-13 anos	200	240	350	2*	10	35	40	280	540	700	5.000
14-18 anos	340	410	350	3*	10	45	55	400	685	890	8.000
Meninas											
9-13 anos	200	240	350	2*	10	35	40	280	540	700	5.000
14-18 anos	300	360	350	3*	10	45	55	400	685	890	8.000

(continua)

RECOMENDAÇÕES E NECESSIDADES NUTRICIONAIS: ENERGIA, MACRO E MICRONUTRIENTES   85

MINERAIS – Recomendações Nutricionais (DRIs): Ingestão Recomendada para Indivíduos (RDA ou AI), Limite Superior Tolerável de Ingestão (ULa) e Necessidade Média Estimada (EARc) *(continuação)*

Estágio de vida	Iodo (µg/dia)			Sódio (mg/dia)		Cloro (g/dia)		Potássio (mg/dia)
	EAR	RDA	UL	AI	UL	AI	UL	AI
Crianças								
0-6 meses	ND	110*	ND	110*	ND	0,18*	ND	400*
7-12 meses	ND	130*	ND	370*	ND	0,57*	ND	860*
1-3 anos	65	90	200	800*	ND	1,5*	2,3	2.000*
4-8 anos	65	90	300	1.000*	ND	1,9*	2,9	2.300*
Meninos								
9-13 anos	73	120	600	1.200*	ND	2,3*	3,4	2.500*
14-18 anos	95	150	900	1.500*	ND	2,3*	3,6	3.000*
Meninas								
9-13 anos	73	120	600	1.200*	ND	2,3*	3,4	2.300*
14-18 anos	95	150	900	1.500*	ND	2,3*	3,6	2.300*

(a) A UL representa a ingestão total do nutriente através de alimentos, suplementos e água.

(b) A UL para magnésio representa somente a ingestão de agente farmacológico e não inclui a ingestão de alimentos e água.

(c) O EAR não pôde ser estabelecido para cálcio, cromo, flúor e manganês.

*AI: Ingestão adequada; ND: Não disponível.

No caso do sódio, considerar ND não disponível, mas a ingestão máxima não deve ultrapassar 2.300 mg devido ao risco de doenças crônicas.

Fonte: Aquino, R. C.; Philippi, S. T. Uso prático das recomendações nutricionais. In: Recomendações nutricionais nos estágios de vida e nas doenças crônicas não transmissíveis. Série SBAN:1. Barueri: Manole, 2017, Capítulo 10, Anexo 1, p. 198-200.

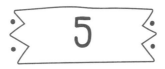

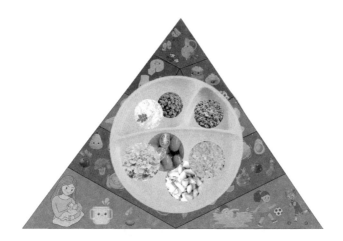

Hábitos alimentares regionais, diversidade e sustentabilidade de acordo com a Pirâmide Infantil

Regilda Saraiva dos Reis Moreira-Araújo
Junaura Rocha Barreto
Ana Maria de Ulhôa Escobar

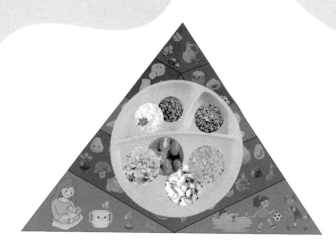

▶ SUMÁRIO

Fatores que influenciam o desenvolvimento de hábitos alimentares, 89

Diversidade de hábitos alimentares em regiões no Brasil, 92

Sustentabilidade da alimentação infantil no Brasil: desafios e perspectivas, 99

Referências, 103

Os hábitos alimentares na infância desempenham um papel fundamental no desenvolvimento físico e psicológico das crianças, sendo influenciados por uma série de fatores que moldam suas escolhas e comportamentos alimentares. Durante essa fase, as preferências alimentares começam a se formar, influenciadas não apenas pela fisiologia e genética, mas também por aspectos sociais, culturais e ambientais. A exposição a diferentes alimentos, o comportamento dos pais e cuidadores, a interação com outras crianças e até mesmo as experiências sensoriais com os sabores contribuem para a construção desses hábitos.

FATORES QUE INFLUENCIAM O DESENVOLVIMENTO DE HÁBITOS ALIMENTARES

A formação dos hábitos alimentares é influenciada principalmente por fatores fisiológicos e ambientais. Inicia-se desde a gestação, continua na amamentação e sofre modificações de acordo com as condições alimentares nas quais a criança foi exposta durante a infância.

Fatores fisiológicos

Dentre os fatores fisiológicos, podemos destacar a experiência intrauterina do feto e a alimentação do lactente. O líquido amniótico tem aromas variados de acordo com o tempo de gestação e a dieta materna, e as papilas gustativas aparecem por volta da 7ª e 8ª semana de gestação. Os recém-nascidos têm preferência por sabor doce e aversão ao azedo e ácido, tendo uma associação fisiológica com a ingestão de leite materno, rico em lactose, sua principal fonte de carboidrato. Ainda durante o aleitamento materno, pesquisas descrevem que a alimentação da lactante afeta o sabor do leite e, dessa maneira, a criança vai sendo introduzida aos hábitos alimentares da sua família.

A transição da dieta láctea para a alimentação complementar familiar envolve o processo de adaptação dos lactentes aos novos alimentos ofertados. A neofobia alimentar inicial, descrita como comportamento e resistência a experimentar novos alimentos, é fenômeno frequente em lactentes e tende a melhorar com as exposições repetidas (5 a 10 tentativas), melhorando a aceitação. A neofobia, inclusive, é descrita como um mecanismo de adaptação da espécie humana, intitulada "segurança aprendida", habilidade de desenvolver preferências alimentares reguladas pelos efeitos pós-ingestão (náuseas, vômitos etc.), possivelmente para proteção contra envenenamentos ou consumo de alimentos nocivos ou substâncias letais.

A criança possui uma capacidade inata de autorregular a sua ingestão calórica diária; entretanto, com o decorrer dos primeiros anos de vida, o controle da ingestão alimentar passa a ser mais complexo e envolve múltiplas circunstâncias como a palatabilidade do alimento, contexto social, estado emocional e conhecimentos e crenças sobre nutrição e alimentação.

As preferências e aversões alimentares variam com o desenvolvimento, a maturação e os fatores hormonais, sendo também influenciadas pelo sucessivo aprendizado ao longo da vida.

Fatores ambientais

Os fatores ambientais são aqueles relacionados ao contexto social, econômico, cultural e comportamental.

A alimentação dos pais influencia de forma muito importante a formação de hábitos alimentares das crianças, sobretudo nos primeiros 2 anos de vida, impactando na aceitação e variedade de Frutas, Legumes e Verduras (FLV) na idade escolar.

O cuidador ou responsável pela criança tem um papel fundamental na formação dos hábitos alimentares. O excesso de controle pode causar dificuldades na autorregulação, e as coerções interferem na relação que a criança passa a desenvolver com o alimento, ao passo que as práticas alimentares responsivas auxiliam na construção de hábitos alimentares saudáveis.

A condição socioeconômica também pode afetar diretamente os hábitos alimentares, já que as famílias de baixa renda apresentam ingestões calóricas abaixo dos valores recomendados. As famílias com menos recursos tendem a introduzir alimentos de origem animal mais tardiamente na dieta dos filhos, e a insegurança alimentar também impacta a alimentação dessas crianças, especialmente em países em desenvolvimento, como o Brasil.

A televisão e demais telas também exercem influência significativa sobre os hábitos alimentares das crianças, pois tendem a promover valores como felicidade e bem-estar, ao mesmo tempo em que sugerem comportamentos alimentares específicos. Comerciais de alimentos, ainda que a exposição seja breve, podem afetar as escolhas alimentares, direcionando-as para produtos ricos em gorduras e açúcares. Esse tipo de conteúdo contribui para mudanças nos hábitos alimentares e está associado ao aumento da obesidade infantil, além de estimular o sedentarismo.

Uma influência significativa ocorre após a socialização em ambientes comunitários, como creches e escolas, onde muitas crianças permanecem por grande parte do dia e onde, portanto, consomem a maior parte de sua alimentação. Esses espaços são ideais para programas de educação nutricional, nos quais atividades como jogos, dinâmicas, experimentação de alimentos e cultivo de hortas podem contribuir para o desenvolvimento de hábitos alimentares saudáveis (ver sobre essa temática nos Capítulos 9 e 11).

O contexto social exerce um papel fundamental no desenvolvimento das preferências alimentares das crianças. No Brasil, os hábitos alimentares infantis variam de acordo com a região, refletindo diversidades culturais, climáticas e econômicas. A disponibilidade de alimentos locais, as práticas culturais transmitidas entre gerações e as condições socioeconômicas influenciam diretamente o acesso e as escolhas alimentares.

A alimentação brasileira resulta de uma fusão de influências culturais e tradições regionais, cada uma com características culinárias distintas que moldam as preferências alimentares desde a infância. Além disso, fatores socioeconômicos afetam o acesso aos alimentos, impactando a dinâmica alimentar das famílias. Pesquisas mostram que essas diferenças regionais desempenham um papel significativo na nutrição infantil, evidenciando tanto a preservação das tradições alimentares quanto as mudanças nos padrões alimentares ao longo do tempo.

DIVERSIDADE DE HÁBITOS ALIMENTARES EM REGIÕES NO BRASIL

Os hábitos alimentares estão diretamente relacionados aos alimentos típicos de cada região, pois o Brasil possui uma biodiversidade/diversidade biológica muito grande. Cada região apresenta uma vasta cultura alimentar, e existe diferença na alimentação infantil de região para região. Cada região sofreu diversas influências, a depender dos colonizadores, dos índios e dos africanos trazidos para o país, além da riqueza de alimentos típicos nas diferentes regiões: Norte, Nordeste, Centro-Oeste, Sul e Sudeste.

Existe uma mistura de sabores, aromas e cores que favorece a formação de bons hábitos alimentares na infância, pois vale ressaltar que os hábitos alimentares são formados até os 6 anos de idade. Os pais devem oferecer às crianças uma variedade de alimentos disponíveis na região, independentemente de suas próprias preferências, permitindo que a criança explore diferentes sabores, desenvolva seu paladar e decida por si mesma quais alimentos aprecia e deseja consumir.

Para o consumo adequado de alimentos, ações educativas sobre quais alimentos devem ser priorizados na dieta das crianças, que possam suprir as necessidades de macro e micronutrientes, compostos bioativos e calorias adequadas, são primordiais. Destaca-se a importância de preservar os hábitos alimentares e valorizar os alimentos regionais.

Os alimentos encontrados nas regiões são típicos dos biomas que possuem. A riqueza de alimentos em cada bioma fornece opções regionais para a alimentação das crianças, destacando-se o grupo das Frutas. O Brasil ocupa o terceiro lugar no ranking mundial de produção de frutas, ficando atrás apenas da China e da Índia. O setor responde por 16% de toda a mão de obra do agronegócio, conforme relatório da Abrafrutas.[1]

As frutas são exemplos representativos de alimentos típicos de cada região. Além de serem ricas em nutrientes, fibras e energia, desempenham um papel essencial no crescimento e no desenvolvimento infantil desde a introdução alimentar (IA).

Na Tabela 1, destacamos 28 frutas regionais, muitas das quais ainda são pouco conhecidas pela população em geral. A composição nutricional é apresentada com base em 100 g do alimento cru, incluindo os valores de macronutrientes (proteínas, lipídios e carboidratos), alguns micronutrientes (cálcio, ferro e vitamina C), fibras alimentares e valor calórico total.

Quanto aos componentes funcionais presentes nas frutas, os pigmentos naturais compreendem os principais compostos bioativos encontrados na natureza, possuem funções como a defesa antioxidante, são responsáveis pelas cores das frutas e devem estar presentes na alimentação das crianças.

No Brasil pode-se encontrar seis tipos de biomas: Amazônia, Mata Atlântica, Cerrado, Caatinga, Pampa e Pantanal, observados na Figura 1. Os biomas são importantes não somente como recursos naturais no país, mas têm destaque como ambientes de grande riqueza natural no planeta.[5]

Quanto aos alimentos e refeições típicos de cada região do Brasil,[2,3] devem ser distribuídos pelos diferentes grupos alimentares da Pirâmide dos Alimentos,[4] sendo as FLV na base, os cereais no segundo nível, os

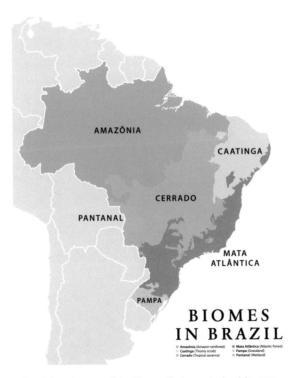

FIGURA 1   Biomas brasileiros. Imagem: Peter Hermes Furian – stock.adobe.com.

94 PIRÂMIDE DOS ALIMENTOS INFANTIL

TABELA 1 Valor de energia (kcal), proteínas, lipídios, carboidratos, fibras alimentares, cálcio, ferro e vitamina C de frutas regionais[2,4,9,12]

Frutas regionais	Energia kcal	Proteínas g.100 g-1	Lipídios g.100 g-1	Carboidratos g.100 g-1	Fibras alimentares g.100 g-1	Cálcio mg.100 g-1	Ferro mg.100 g-1	Vitamina C mg.100 g-1
Abacaxi-do-cerrado (*Ananas ananassoides*)	52	0,40	0,20	13,70	-	18,00	0,50	27,2
Abiu/jussara (*Pouteria caimito*)	95	2,10	1,10	22,0	3,00	96,00	1,80	49,00
Açaí (*Euterpe oleraceae*)	262	3,60	2,00	57,40	32,70	118,00	1,09	9,00
Acerola (*Malpighia emarginata*)**	33	0,90	0,20	8,0	1,50	13,00	0,20	941,40
Araçá (*Pridium*)	62	1,50	0,60	14,30	5,20	48,0	6,30	326,00
Araticum (*Rollinia sp*)	52,0	0,40	1,60	10,30	3,80	52,00	2,30	21,00
Bacaba (*Oenacarpus multicaulis*)	212	3,12	19,80	6,60	-	-	-	-
Bacuri (*Attalea phalerata*)	105	1,90	2,00	22,80	7,40	20,00	2,20	33,00
Buriti (*Mauritia vinifera*)	326	1,8	8,10	10,20	9,60	156,00	5,00	26,00
Cacau (*Theobroma cacao*)	71	2,80	0,30	16,50	1,10	6,00	0,70	21,00

(continua)

HÁBITOS ALIMENTARES REGIONAIS, DIVERSIDADE E SUSTENTABILIDADE   95

TABELA 1   Valor de energia (kcal), proteínas, lipídios, carboidratos, fibras alimentares, cálcio, ferro e vitamina C de frutas regionais[2,4,9,12] (continuação)

Frutas regionais	Energia kcal	Proteínas g.100 g-1	Lipídios g.100 g-1	Carboidratos g.100 g-1	Fibras alimentares g.100 g-1	Cálcio mg.100 g-1	Ferro mg.100 g-1	Vitamina C mg.100 g-1
Caju (Anarcadium occidentale)	46	0,80	0,20	11,60	1,50	4,00	0,30	319,00
Camu-camu (Myrciaria dúbia)	31	0,45	0,23	6,88	-	-	-	2.606,00
Castanha-do-Brasil (Bertholletia excelsa)	636	14,00	63,90	13,00	3,40	198,00	3,40	10,00
Chichá (Sterculia striata)***	421	19,58	21,15	38,10	10,28	116,70	8,43	33,0
Cupuaçu (Theobromona grandifloum)	72	1,70	1,60	14,70	0,50	23,0	2,60	33,0
Guabiroba (Campomanesia sp.)	64	1,60	1,00	13,90	0,80	38,00	3,20	33,00
Graviola (Anona muricata)	60	1,00	0,40	14,90	1,10	24,00	0,50	26,00
Guaraná (Paulinia cupana) (Pó)	374	16,46	2,76	70,98	-	-	-	-
Jatobá (Hymenaea altissima)	115	1,00	0,70	29,40	10,40	31,00	0,80	33,00

(continua)

TABELA 1 Valor de energia (kcal), proteínas, lipídios, carboidratos, fibras alimentares, cálcio, ferro e vitamina C de frutas regionais[2,4,9,12] (continuação)

Frutas regionais	Energia kcal	Proteínas g.100 g-1	Lipídios g.100 g-1	Carboidratos g.100 g-1	Fibras alimentares g.100 g-1	Cálcio mg.100 g-1	Ferro mg.100 g-1	Vitamina C mg.100 g-1
Jenipapo (*Genipa americana*)	113	5,20	0,30	25,70	9,40	40,00	3,60	33,00
Mangaba (*Hancornia speciosa*)	43	0,70	0,30	10,50	0,80	41,00	0,80	33,00
Maracujá (*Passiflora ligularis*)	90,0	2,20	0,70	21,20	0,70	13,0	1,60	30,0
Murici (*Birsomima scrispa*)	66	0,90	1,30	14,40	2,20	33,00	2,00	84,00
Pequi (*Caryocar brasiliensis*)	89	1,20	0,90	21,60	5,50	14,0	1,20	12,00
Pitanga (*Eugenia pitanga*)	38	0,30	0,20	9,80	1,80	19,00	2,30	14,00
Pitomba (*Talisia ssp*)	34	0,40	0,10	8,80	2,00	15,00	0,80	33,00
Pupunha (*Bractis gasipaes*)	164	2,50	9,20	21,70	8,90	28,00	3,30	35,00
Tucumã (*Astrocarium tucuma*)	474	5,50	47,20	6,80	19,20	-	-	-

Fontes: * BRASIL, Ministério da Saúde. Alimentos Regionais Brasileiros, 2016 (adaptada)[2]. ** Tabela Brasileira de Composição de Alimentos – TACO, 2011[9]. *** Silva et al., 2008[12]. ****Philippi ST. Tabela de Composição de Alimentos; Suporte para decisão nutricional, 8ª ed., 2024[4].

lácteos, carnes, ovos e leguminosas no terceiro nível e as gorduras, nozes e castanhas no quarto nível. Mais informações sobre a distribuição dos grupos alimentares nos diferentes níveis da Pirâmide dos Alimentos Infantil estão descritos no Capítulo 3.

Cabe destacar para cada região os principais alimentos que podem fazer parte da alimentação infantil, pelo hábito regional, disponibilidade e acesso mais fácil a esses alimentos.

Na região Norte (bioma Amazônia), alimentos como mandioca, peixes como o filhote de tucunaré e o pirarucu ("bacalhau da Amazônia"), cupuaçu, castanha-do-Brasil (sendo típico o biscoito de castanha), pimentas, açaí-do-mato, araçá-boi, bacaba, buriti, camu-camu, cupuaçu, jenipapo, pupunha e tucumã compõem também a alimentação. Existe uma vasta oferta de doces e sorvetes com as frutas da região e é hábito da população da região Norte, incluindo as crianças, o consumo de caldo de peixe.

Na região Nordeste (biomas Cerrado e Caatinga, que compõem o Semiárido), o grupo das FLV mais consumidas são o pequi, buriti, caju, cajuí, bacuri, maracujá do cerrado, cagaita, acerola, pitanga, graviola, pitomba, coco, cacau. Também são do hábito comum o jerimum (abóbora), o feijão-verde ou feijão-caupi e o leite de cabra.

Na alimentação das crianças são muito apreciados o cuscuz de milho (no Piauí há também o cuscuz de arroz), o beiju (feito com a tapioca, chamada de "goma"), baião-de-dois (arroz com feijão), Maria Isabel (arroz com carne de sol – carne seca) e caldo de feijão verde.

Com relação à alimentação das crianças na região Centro-Oeste, (biomas Amazônico, Cerrado e Pantanal), alguns destaques do grupo FLV são a banana-da-terra, pequi, abacaxi-do-cerrado, araçá, araticum, baru, buriti, cagaita, caju e cajuí do cerrado, coquinho-azedo, gabiroba, jatobá-do-cerrado, jenipapo, mangaba, maracujá-do-cerrado, murici e pera-do-cerrado. Preparações como peixe pintado, galinhada, farofa de banana-da-terra, curau e arroz com pequi são algumas de destaque.

Na região Sudeste (bioma Mata atlântica) há uma grande produção e consumo de FLV e cítricos como a laranja e o limão, consumo de banana, atemoia, abacate e goiaba. Devido ao grande número de imigrantes e à cultura tupi-guarani, há também o consumo de milho, queijo minas, porco e massas. São consumidas preparações como angu, feijão tropeiro, bolo de fubá, bolinho de bacalhau e frango com quiabo.

Na região Sul (bioma Pampa) predomina a tradição europeia com a vinicultura na Serra Gaúcha, a erva-mate para produção do chimarrão, o churrasco e as uvas, utilizadas não só para a produção do vinho, mas consumidas ao natural, em sucos e em geleias. As preparações como arroz carreteiro, pinhão cozido, polenta, barreado e o quibebe (purê de moranga) são típicas dessa região.

Diante da diversidade de alimentos em cada região, há uma grande variedade de alimentos que compõem a alimentação infantil. Dependendo de cada região, o consumo de FLV é diferente, assim como os hábitos alimentares e os tipos de preparações. É importante respeitar os hábitos de cada região e orientar a utilização dos alimentos regionais, FLV típicas.

Apesar da diversidade de preparações, vale ressaltar que o arroz e o feijão são preparações consumidas em todas as regiões brasileiras, pois são alimentos que se complementam com relação aos aminoácidos essenciais na alimentação (ver Capítulo 3).

Normalmente, as crianças desenvolvem as preferências alimentares com base nos alimentos que lhes são disponibilizados pela família, sendo essencial apresentar-lhes um leque de opções de alimentos, primando pelas preparações típicas da região, respeitando os hábitos locais (ver Capítulo 9).

A Pirâmide dos Alimentos Infantil é uma ferramenta primordial para que as crianças entendam a necessidade de valorizar os alimentos produzidos na sua região, os benefícios que a alimentação pode propiciar para a saúde com o consumo de alimentos e preparações regionais, valorizando os pequenos produtores e a agricultura familiar, com a geração de hábitos alimentares benéficos à saúde em detrimento do consumo de alimentos com excesso de sódio, açúcar, aditivos químicos e pobres em ingredientes alimentares. Desta forma, a Pirâmide dos Alimentos Infantil é uma forma de nortear o consumo de alimentos, manter a saúde e a alimentação adequadas, valorizando a riqueza de alimentos disponíveis e habituais.

A diversidade de hábitos alimentares nas diferentes regiões do Brasil reflete a riqueza cultural e as tradições locais que influenciam as escolhas alimentares das crianças. No entanto, é fundamental considerar que esses hábitos também estão interligados a questões de sustentabilidade, segurança alimentar e impactos ambientais. Assim, é necessário promover práticas alimentares que respeitem as tradições culturais, ao mesmo tempo em que garantem a saúde das crianças e a preservação do meio ambiente.

SUSTENTABILIDADE DA ALIMENTAÇÃO INFANTIL NO BRASIL: DESAFIOS E PERSPECTIVAS

A sustentabilidade da alimentação infantil no Brasil envolve uma interseção complexa entre segurança alimentar, diversidade cultural e impactos ambientais. Esses três pilares estão intrinsecamente conectados: a segurança alimentar garante que todas as crianças tenham acesso regular a alimentos de qualidade; a diversidade cultural reflete os diferentes hábitos alimentares regionais, respeitando tradições e costumes locais; e os impactos ambientais abrangem a produção, o consumo e o descarte dos alimentos, determinando o impacto ecológico do sistema alimentar. Equilibrar esses fatores é um desafio para promover um modelo alimentar sustentável, que preserve recursos naturais, incentive o consumo de produtos locais e maximize o consumo de alimentos naturais, de agricultura local, familiar e de produção orgânica.

A Pirâmide dos Alimentos Infantil e a sustentabilidade

A Pirâmide dos Alimentos Infantil é uma ferramenta educativa desenvolvida para orientar pais, cuidadores e profissionais de saúde sobre a alimentação equilibrada na infância. No contexto da sustentabilidade, a aplicação dessa pirâmide implica o incentivo ao consumo de produtos regionais, da agricultura familiar e de cadeias produtivas com menor impacto ambiental. Isso significa promover sistemas alimentares que respeitem a biodiversidade local, reduzam o desperdício e utilizem práticas agrícolas regenerativas. Além disso, a escolha de alimentos sazonais, típicos de cada região, favorece a redução do impacto de carbono ao minimizar a necessidade de transporte e armazenamento prolongado. Isto significa diminuir a quantidade de gases de efeito estufa emitidos ao longo do

100 PIRÂMIDE DOS ALIMENTOS INFANTIL

ciclo de vida dos alimentos, desde a produção até o consumo. Quando os alimentos precisam ser transportados por longas distâncias, há um maior consumo de combustíveis fósseis, aumentando a liberação de dióxido de carbono (CO_2) na atmosfera. Além disso, processos como refrigeração e armazenamento prolongado emitem ainda mais carbono. Dessa forma, a priorização de produtos locais reduz essa emissão, contribuindo para um sistema alimentar mais sustentável e ambientalmente responsável.

Dessa forma, fortalecer o consumo de produtos locais e sustentáveis não só melhora a qualidade nutricional da alimentação infantil, mas também reduz os danos ao meio ambiente.

Produção sustentável e consumo alimentar

O Brasil possui uma grande capacidade de produção de alimentos sustentáveis, mas a monocultura e o modelo de produção voltado para exportação comprometem a disponibilidade de alimentos saudáveis a preços acessíveis. A sustentabilidade alimentar infantil depende de políticas públicas que estimulem a produção e o consumo de alimentos locais e do hábito alimentar das famílias. Programas como o Programa Nacional de Alimentação Escolar (PNAE) são fundamentais para garantir que crianças em idade escolar tenham acesso a alimentos nutritivos e sustentáveis.

O incentivo à agricultura familiar é essencial para a sustentabilidade, pois reduz o impacto ambiental gerado pelo transporte de alimentos, promove a biodiversidade e fortalece a economia local. O consumo de alimentos da região também contribui para a preservação da cultura alimentar e reduz a dependência de alimentos, por vezes não saudáveis e nutritivos, energeticamente custosos e muitas vezes prejudiciais à saúde infantil.

Presença de alimentos naturais na dieta infantil e o impacto na sustentabilidade

O preparo das refeições infantis tem acompanhado o crescente consumo de alimentos industrializados, tanto no Brasil quanto no mundo. A inserção da mulher no mercado de trabalho e as mudanças no estilo de vida, especialmente nos grandes centros urbanos, têm contribuído para a oferta de refeições mais rápidas, menos variadas e com uma redução significativa no consumo de alimentos naturais e saudáveis.

Esses produtos, amplamente disponíveis nos supermercados devido ao fácil acesso e custo reduzido, são ricos em gorduras, açúcares e aditivos químicos. Além dos impactos negativos à saúde infantil, o alto consumo de alimentos industrializados também gera um grande volume de resíduos sólidos, como plásticos e alumínio, cujo descarte inadequado compromete os ecossistemas e agrava a poluição ambiental. Dessa forma, a preocupação com esses alimentos vai além da saúde das crianças, estendendo-se também à preservação do meio ambiente.

Para reduzir esse impacto, é fundamental promover práticas que incentivem o consumo consciente, como a educação nutricional desde a infância, a regulação da publicidade de alimentos não saudáveis voltada ao público infantil e o fortalecimento de programas que incentivem a produção e a distribuição de alimentos naturais, estimulando hábitos alimentares mais saudáveis nas famílias.

Além disso, políticas públicas devem ampliar a divulgação e a valorização de alimentos naturais por meio da mídia, incluindo plataformas digitais e imprensa, fomentando escolhas alimentares mais saudáveis e sustentáveis. Medidas como o aumento do consumo de frutas, legumes, verduras (FLV) e alimentos integrais são essenciais para a promoção da saúde e a preservação do meio ambiente.

Sustentabilidade e diversidade alimentar regional

A diversidade alimentar das regiões brasileiras é um ponto positivo para a sustentabilidade. Alimentos tradicionais, como mandioca e peixes na região Norte, milho e feijão no Centro-Oeste, frutas tropicais no Nordeste e lácteos e FLV no Sul e Sudeste, podem ser utilizados como alternativas sustentáveis dentro da Pirâmide dos Alimentos Infantil. Esses alimentos, quando obtidos de produtores locais e manejados de forma sustentável, contribuem para um sistema alimentar mais saudável e equilibrado.

A valorização desses produtos também fortalece a segurança alimentar das crianças, reduzindo a dependência de importados e garantindo um fornecimento mais estável de alimentos nutritivos. Dessa forma, as políticas públicas de incentivo à produção regional e à educação alimentar das crianças (ver Capítulo 11) são estratégias fundamentais para garantir um futuro mais saudável e sustentável para as novas gerações.

A sustentabilidade da alimentação infantil no Brasil depende de um esforço conjunto entre políticas públicas, educação nutricional e incentivos à produção local. A adoção de práticas alimentares sustentáveis promove a saúde infantil, reduz o impacto ambiental e fortalece a cultura alimentar regional. Dessa forma, garantir uma alimentação infantil baseada na Pirâmide dos Alimentos e na sustentabilidade é um caminho essencial melhor saúde das crianças e para um país mais justo e saudável.

⋛ TAKE HOME MESSAGES ⋞

1. A adoção de práticas alimentares sustentáveis promove a saúde infantil, reduz o impacto ambiental e fortalece a cultura alimentar regional.

2. A diversidade alimentar brasileira reflete a riqueza cultural e as tradições locais que influenciam as escolhas alimentares das crianças. Cada região do país possui hábitos alimentares distintos, baseados em alimentos e ingredientes locais, com preparações tradicionais que devem ser preservadas.

3. Ao priorizar alimentos sazonais e típicos de cada região, a Pirâmide dos Alimentos Infantil reduz o impacto ambiental, fortalece a economia local, além de preservar a cultura alimentar, incentivar o consumo de produtos regionais e da agricultura familiar.

4. A integração de políticas públicas, educação nutricional e incentivo à produção local são fundamentais para garantir uma alimentação infantil baseada na sustentabilidade, melhor saúde das crianças e para um país mais justo e saudável.

REFERÊNCIAS

1. ABRAFRUTAS (Associação Brasileira dos Produtores Exportadores de Frutas e Derivados). **Brasil segue no 3º lugar no ranking mundial dos países que mais produzem frutas**. Disponível em: https://abrafrutas.org/2023/11/brasil-segue--no-3o-lugar-no-ranking-mundial-dos-paises-que-mais-produzem-frutas/. Acesso em: 24 fev. 2025.

2. BRASIL, MINISTÉRIO DA SAÚDE. **Alimentos regionais brasileiros**. 2. ed. Brasília: Ministério da Saúde, 2016.

3. CHAVES, G.; ANHESINI, C. **Ingredientes do Brasil**. São Paulo: Academia Brasileira de Arte, Cultura e História, 2014.

4. PHILIPPI, S. T. **Pirâmide dos Alimentos: Fundamentos básicos da nutrição**. 4. ed. Barueri: Manole, 2024.

5. GALLEGOS, D. Effects of food and nutrition insecurity on global health. **New England Journal of Medicine**, v. 392, p. 686-697, 2025.

6. IBGE (INSTITUTO BRASILEIRO DE GEOGRAFIA E ESTATÍSTICA). **Biomas brasileiros**. Disponível em: https://educa.ibge.gov.br/jovens/conheca-o-brasil/territorio/18307-biomas-brasileiros.html. Acesso em: 24 fev. 2025.

7. LOPES, W. C.; PINHO, L.; CALDEIRA, A. P.; LESSA, A. C. Consumo de alimentos ultraprocessados por crianças menores de 24 meses de idade e fatores associados. **Revista Paulista de Pediatria**, v. 38, e2018277, 2020. Acesso em: 24 fev. 2025.

8. MARQUES, A. B. G. M.; TRICHES, R. M. Sustentabilidade na alimentação escolar: o papel dos atores sociais. **Revista de Administração e Desenvolvimento Sustentável**, v. 17, n. 3, p. 9335, 2022. Disponível em: https://www.researchgate.net/publication/1234567890_Sustentabilidade_na_alimentacao_escolar_o_papel_dos_atores_sociais. Acesso em: 24 fev. 2025.

9. **TABELA BRASILEIRA DE COMPOSIÇÃO DE ALIMENTOS**. 4. ed. rev. e ampl. Campinas: NEPA- UNICAMP, 2011.

10. VALLE, J. M.; EUCLYDES, M. P. A formação dos hábitos alimentares na infância: uma revisão de alguns aspects abordados na literatura nos últimos dez anos. **Revista APS**, v. 10, n. 1, p. 56-65, jan./jun. 2007.

11. SILVA, D. F.; COSTA, T. H. M.; GIUGLIANI, E. R. J. Consumo de alimentos ultraprocessados por crianças de uma coorte de nascimentos no Brasil. **Revista de Saúde Pública**, v. 56, p. 79, 2022. Disponível em: https://www.scielosp.org/article/rsp/2022.v56/79/. Acesso em: 24 fev. 2025.

12. SILVA, M. R; LACERDA, D. B. C. L; SANTOS, G. G.; MARTINS, D. M.O. Caracterização química de frutos nativos do cerrado. **Ciência Rural**, Santa Maria, v. 38, n. 6, p. 1790-1793, set 2008.

13. SOCIEDADE BRASILEIRA DE PEDIATRIA (SBP). WEFFORT, V. R. S.; SILVA, L. R. **Manual de alimentação: orientações para alimentação do lactente ao adolescente, na escola, na gestante, na prevenção de doenças e segurança alimentar.** 5.ed. rev. ampl. São Paulo: SBP, 2024.

14. VENTURA, A. K.; WOROBEY, J. Early influences on the development of food review preferences. **Current Biology**, v. 23, n. 9, p. R402, 2013.

15. SCAGLIONI, S.; DE COSMI, V.; CIAPPOLINO, V.; PARAZZINI, F.; BRAMBILLA, P.; AGOSTONI, C. Factors influencing children's eating behaviours. **Nutrients**, v. 10, n. 6, p. 706, 2018.

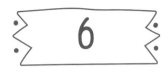

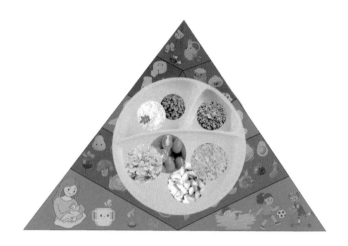

Tendências alimentares: vegetarianismo e *plant-based*

Virgínia Resende Silva Weffort
Mônica de Araújo Moretzsohn
Carolina Vieira de Mello Barros Pimentel

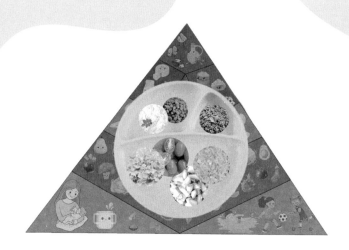

▶ SUMÁRIO

Deficiências por estágio de vida conforme o tipo de vegetarianismo, 108

Considerações nutricionais: principais riscos de deficiência, 110

Grupos alimentares e estratégias nutricionais, 116

Exemplos de pratos vegetarianos equilibrados, 118

Considerações importantes, 118

Referências, 119

As tendências alimentares têm evoluído significativamente nos últimos anos, com destaque para o vegetarianismo e as dietas *plant-based*, evidenciando a busca por escolhas mais saudáveis e sustentáveis.

Vegetarianismo, veganismo e *plant-based diet* (PBD) são tendências alimentares que abrangem prioritariamente o consumo de alimentos a partir de plantas como frutas, vegetais, nozes, sementes, óleos, grãos e leguminosas, porém com diferentes padrões alimentares.[1]

Na medida em que essas escolhas alimentares se tornam mais evidentes e populares, as diretrizes científicas, pediátricas e dietéticas ao redor do mundo sobre a segurança das dietas vegetarianas e veganas para crianças são heterogêneas e conflitantes. A Academia Americana de Pediatria, a Sociedade Canadense de Pediatria e a Associação Dietética Americana advogam que, quando bem planejadas, as dietas vegetarianas são apropriadas para indivíduos durante todas as etapas do ciclo de vida, incluindo gravidez, lactação, infância e adolescência. A ESPGHAN (Sociedade Europeia de Gastroenterologia, Hepatologia e Nutrição) reforçou a importância da supervisão médica e nutricional, alertando para os riscos de deficiências no contexto da alimentação complementar. No entanto, algumas instituições não recomendam as dietas vegetarianas. Como as diretrizes nutricionais são limitadas, existe a preocupação quanto ao preparo dos profissionais de saúde que atendem essas famílias quanto à identificação e ao manejo dos potenciais riscos de deficiência.[2,3] Um estudo recente na Itália descobriu que quase 9% dos bebês italianos foram desmamados para uma dieta vegetariana ou vegana e que 45,2% dos pais não conseguiram obter aconselhamento dietético apropriado de seu pediatra devido à falta de expertise dos médicos no assunto.[4]

As motivações que levam o indivíduo a optar pelo vegetarianismo são diversas: preocupação com o meio ambiente, tradições culturais e religiosas, desejo de ter uma vida mais saudável, aversão à carne, preocupação quanto ao bem-estar dos animais. Cada estilo de dieta tem restrições com possíveis implicações na nutrição e saúde infantil.[1,3-5]

Neste capítulo, os vegetarianos devem ser entendidos como aqueles que não consomem proteína animal e carne por razões morais, éticas, religiosas ou ambientais, mas consideram aceitável, dependendo da forma de vegetarianismo escolhido, o consumo de subprodutos animais, tais como produtos lácteos, laticínios, ovos, queijos e mel.

Outros indivíduos praticam veganismo, macrobiótica e frugivorismo.

Outra tendência a ser abordada neste capítulo é o consumo *plant-based* (DPB), termo que significa "dieta baseada em plantas" e inclui não apenas frutas, legumes e verduras (FLV), mas também nozes, sementes, azeites, grãos integrais e leguminosas como os feijões. Existem estudos que consideram a dieta *plant-based* ou *whole food plant-based* como sinônimo de dietas 100% vegetais, enquanto outros consideram que a escolha se baseia predominantemente em consumo de alimentos à base de plantas, com menor ou nenhuma inclusão de alimentos de origem animal. Atualmente, o termo tem sido usado para vários tipos de dietas, inclusive as dietas mediterrâneas, DASH (*dietary approaches to stop hypertension*), flexitariana ou semivegetariana.[1,4]

Ao considerar uma dieta vegetariana ou DPB é importante detalhar o consumo alimentar especificando o alimento ou grupo de alimentos excluídos, a fim de classificar os diferentes tipos de vegetarianismo de acordo com o consumo e identificar a possível deficiência de nutrientes que pode ocorrer (Quadro 1).

DEFICIÊNCIAS POR ESTÁGIO DE VIDA CONFORME O TIPO DE VEGETARIANISMO

As crianças vegetarianas tendem a consumir menos proteína e gordura do que as crianças onívoras. Por outro lado, como nessas dietas há maior consumo de FLV e sementes, alguns nutrientes são ingeridos em maior quantidade, como carboidratos complexos, ácidos graxos essenciais (AGE), fibras, vitamina C, vitamina E e B9 (Quadro 1).[3,7]

Como as necessidades de energia e nutrientes são maiores em relação ao peso corporal durante o crescimento, bebês, crianças e adolescentes são particularmente vulneráveis e estão em maior risco de inadequações nutricionais do que os adultos.[1,2,3,6]

TENDÊNCIAS ALIMENTARES: VEGETARIANISMO E *PLANT-BASED* 109

QUADRO 1 Tipos de vegetarianismo de acordo com os grupos de alimentos excluídos e a possível redução de ingestão de nutrientes

Tipos	Grupos de alimentos excluídos	Possível redução da ingestão de nutrientes[b]
Lacto-ovo-vegetariano	Carnes e peixes/ frutos do mar	Carne: vitamina B12, proteína animal, ferro, zinco (alta biodisponibilidade) Peixes: vitamina D, iodo, ácidos graxos ômega 3
Lacto-vegetariano	Carnes, peixes/ frutos do mar e ovos	Igual lacto-ovo-vegetariano + Ovos: proteína animal, colina e vitaminas D e A
Ovo-vegetariano	Carnes, peixe/ frutos do mar, leite e derivados	Igual lacto-ovo-vegetariano + Leite: proteína animal, cálcio, iodo, vitaminas B12, B2, D e A
Pesco-vegetariano[a]	Carnes	Carne: vitamina B12, proteína animal, ferro, zinco (alta biodisponibilidade)
Flexitariano	Carnes e peixes/ frutos do mar. Consumo ocasional e pequenas porções	Igual pesco-vegetariano + Peixes: vitamina D, iodo, ácidos graxos ômega 3; Pequena redução de nutrientes
Vegano	Produtos de origem animal*	Carne: vitamina B12, proteína animal, ferro, zinco (alta biodisponibilidade); Peixes: vitamina D, iodo, ácidos graxos ômega 3; Leite: proteína animal, cálcio, iodo, vitamina B12, B2, D e A; Ovos: proteína animal, vitamina D e A
Vegano cru	Produtos de origem animal*, certas plantas e alimentos cozidos	Igual vegano + Calorias da gordura
Macrobiótica	Produtos animais (alguns consomem peixe). Evitar processados	Carnes: vitamina B12, proteína animal, ferro, zinco (alta biodisponibilidade); Produtos lácteos: proteína animal, cálcio, iodo, vitaminas B12, B2, D e A

(continua)

QUADRO 1 Tipos de vegetarianismo de acordo com os grupos de alimentos excluídos e a possível redução de ingestão de nutrientes *(continuação)*

Tipos	Grupos de alimentos excluídos	Possível redução da ingestão de nutrientes[b]
Frugivorismo	Produtos animais e alimentos cozidos	Igual vegano

Fonte: adaptada de ILSI,[1] SBP,[2] Moretzsohn.[3]

*Carnes, peixes/frutos do mar, leites e derivados, ovos e mel.

[a] Alguns pesco-vegetarianos não incluem ovos e produtos lácteos em sua alimentação.

[b] O risco para ingestão insuficiente aumenta com o grau de restrição dietética e se certos alimentos à base de plantas são evitados.

CONSIDERAÇÕES NUTRICIONAIS: PRINCIPAIS RISCOS DE DEFICIÊNCIA

Macronutrientes

O consumo alimentar deve seguir as DRIs (*Dietary Reference Intakes*),[8] e a utilização da Pirâmide dos Alimentos (2024) com representação dos grupos alimentares pode ser uma excelente ferramenta para orientação nutricional.[9] Em termos de energia, as necessidades calóricas de crianças vegetarianas/veganas são iguais às de uma criança onívora, entretanto, nas dietas mais restritivas o volume necessário e o maior teor de fibras para alcançar essa necessidade podem ultrapassar a capacidade gástrica e contribuir para menor ingestão, especialmente em crianças menores de 2 anos.[2]

A distribuição dos macronutrientes por estágio de vida está abordada detalhadamente no Capítulo 4.

Proteínas

Crianças veganas e vegetarianas tendem a consumir menos proteína que as onívoras.[4] A oferta proteica deve obedecer às recomendações diárias e conter todos os aminoácidos essenciais e, por essa razão, é motivo de preocupação nas dietas restritivas porque a quantidade, qua-

Tendências alimentares: vegetarianismo e *PLANT-BASED* 111

lidade e digestibilidade das principais fontes (leguminosas, cereais, nozes, sementes) é variável (Quadro 2). A combinação variada dos alimentos é importante para garantir a ingestão de todos os aminoácidos essenciais, como por exemplo a combinação do arroz (rico em metionina e cisteína e pobre em lisina) com o feijão (rico em lisina e pobre em metionina e cisteína).[1,2,10]

O grupo FLV tem menor quantidade de lisina, metionina, cisteína e treonina e a soja e seus derivados têm digestibilidade de 91%, semelhante à da carne e do peixe (92%). Considerando a variação da digestibilidade dessas fontes proteicas, estudos sugerem um acréscimo no aporte proteico de 30 a 35% nos lactentes, 20 a 30% em crianças de 2 a 6 anos e de 15 a 20% em crianças maiores, que pode variar de 10 a 15% a menos de acordo com a qualidade e quantidade da fonte proteica consumida.[1,2]

Os chamados lácteos de fonte vegetal não têm a mesma qualidade nutricional, o que pode acarretar risco de desnutrição e deficiência de micronutrientes em crianças, principalmente lactentes. Esses produtos devem ser denominados bebidas de fonte vegetal. As fórmulas infantis de fonte vegetal, protegidas pela legislação do CODEX, obrigatoriamente são enriquecidos com metionina e outros micronutrientes. A utilização de proteínas de fonte vegetal como tofu (soja prensada), *tempeh* (grão de soja fermentado) e *seitan* (extrato de glúten/trigo processado) não substitui a qualidade proteica da fonte animal, nem sua capacidade de ofertar certos micronutrientes.[1]

QUADRO 2 Recomendação de ingestão proteica em crianças veganas e não veganas (lacto-ovo--vegetarianas e onívoras)

Idade (anos)	Peso (kg)	Proteína (g/kg)	Proteína para veganos (g)	Proteína para não veganos (g)
1-2	11	1,6-1,7	18-19	13
2-3	13	1,4-1,6	18-21	16
4-6	20	1,3-1,4	26-28	24
7-10	28	1,1-1,2	31-34	28

(continua)

112 PIRÂMIDE DOS ALIMENTOS INFANTIL

QUADRO 2   Recomendação de ingestão proteica em crianças veganas e não veganas (lacto-ovo-
-vegetarianas e onívoras) (continuação)

Idade (anos)	Peso (kg)	Proteína (g/kg)	Proteína para veganos (g)	Proteína para não veganos (g)
11-14				
Meninos	45	1,1-1,2	50-54	45
Meninas	46	1,1-1,2	51-55	46
15-18				
Meninos	66	1,0-1,1	66-73	59
Meninas	55	0,9-1,0	50-55	44

Fonte: ILSI, 2024[1].

Gorduras

O consumo de gorduras deve variar de 25 a 35% do VET. Quando o consumo é inferior a 25%, pode comprometer o crescimento, e quando < 15% pode levar a deficiência de AGE, ômega 6 (ácido linoleico) e ômega 3 (ácido linolênico).[10] Atenção deve ser dada ao consumo adequado de DHA (proveniente de microalgas) para as gestantes e lactantes vegetarianas e no contexto da alimentação complementar, considerando que as fontes vegetais oferecem ômega 3 e não o produto final, DHA.[1,4]

Os óleos vegetais (soja, girassol, milho), sementes e nozes são boas fontes de ômega 6 e facilmente consumidos na dieta vegetariana, enquanto o óleo de soja, canola e as sementes de linhaça, gergelim e chia são fontes de ômega 3.[1,2]

Carboidratos

Os carboidratos são geradores de energia (calorias) para nosso corpo. Aproximadamente 45% a 60% das calorias devem vir dessa fonte.[10] São alimentos como farinhas, aveia, pão, macarrão, cereais, grãos, frutas.[10]

Fibras

As principais fontes de fibras são os vegetais, cereais, frutas e grãos e as crianças vegetarianas tendem a consumir até 3 vezes mais fibras que o recomendado, o que pode induzir a saciedade precoce (especialmente em lactentes) e menor ingestão de volume, além de interferir com a absorção de cálcio, ferro, magnésio e zinco. A Sociedade Brasileira de Pediatria (SBP) recomenda o consumo de 0,5 g/kg/dia ou o cálculo através da fórmula: idade + 5 = quantidade de fibras em gramas por dia (máximo de 25 g).[2]

Micronutrientes

Os micronutrientes de maior risco de deficiência em dietas vegetarianas são minerais (ferro, zinco, cálcio e iodo) e vitaminas (A, B2, B9, B12 e D). Fatores que podem determinar carência ou excesso desses nutrientes incluem biodisponibilidade, interação com alimentos ou drogas, doença subjacente, dieta e maior demanda de acordo com a idade.[1,7]

Ferro

A SBP orienta a profilaxia da deficiência de ferro e avaliação laboratorial nos primeiros 2 anos de idade de acordo com o peso de nascimento, o tipo de alimentação e a presença de fatores de risco.[2]

Crianças vegetarianas tendem a consumir maiores quantidades de ferro que os onívoros, o que contrasta com baixos níveis de ferritina, porém a incidência de anemia ferropriva é semelhante nos dois grupos, pelo fato do ferro vegetal (forma ferrosa) ter menor biodisponibilidade do que o ferro de fonte animal (forma férrica), em parte devido ao ácido fítico (fitato) presente nos cereais e leguminosas e que age como fator inibidor.[4,8]

O cálcio e o fósforo (presentes nas fórmulas à base de soja) e os compostos fenólicos (presentes em chás, cafés, chocolates) também interferem com a absorção. A biodisponibilidade pode ser melhor se forem consumidos associados à vitamina C e com medidas especificas para diminuir o conteúdo de ácido fítico nas fontes vegetais, com a prática de remolho. Ao planejar uma dieta para crianças vegetarianas, é recomendável que ingestão de ferro seja 1,8 a 2 vezes maior do que para crianças onivoras.[1-3]

Zinco

A deficiência do zinco está associada a comprometimento do crescimento, perda do apetite e alteração da função imune, levando a maior predisposição para infecções, especialmente respiratórias e do trato gastrointestinal e alterações oculares e de pele e fâneros (incluindo alopecia).[4]

Estudos mostram que não há diferença significativa na ingestão de zinco em crianças vegetarianas e onívoras.[1,4] As principais fontes, que são os cereais, leguminosas e grãos, também têm sua absorção diminuída pela presença de fitatos. Importante salientar que o aleitamento materno exclusivo fornece as necessidades de zinco até o 6º mês e a partir daí as necessidades devem ser supridas pela alimentação complementar. Nos vegetarianos estritos, os requerimentos podem ser até 50% maiores.[2]

Cálcio

Na infância, 99% desse mineral encontra-se nos ossos e dentes, desempenhando papel importante na densidade mineral óssea.[4] Importante lembrar que na adolescência ocorre o pico de aquisição de massa óssea e as necessidades de ingestão de cálcio são elevadas nesse estágio de vida. Igualmente importante é garantir níveis adequados de vitamina D para melhorar a absorção intestinal de cálcio.[1,5]

O grupo dos lácteos e demais produtos se constitui em boas fontes biodisponíveis de cálcio e os veganos apresentam maior risco de não consumirem quantidades adequadas quando comparados às crianças vegetarianas e onívoras.[1,2] Por outro lado, vegetais como couve, brócolis, nabo, quiabo, oleaginosas e algumas frutas são fontes desse mineral, porém com menor biodisponibilidade pela presença de fitato e oxalato. Bebidas e cereais fortificados são boas fontes, enquanto bebidas caseiras à base de extrato de soja, arroz ou de oleaginosas como amêndoas e castanhas possuem baixos teores. Na impossibilidade do aleitamento materno, estão indicadas fórmulas infantis à base de proteína isolada de soja ou proteína hidrolisada de arroz, em que o teor de cálcio varia de 54 a 93 mg de cálcio em 100 mL.[1,2]

Iodo

Revisões sistemáticas mostram menor ingestão de iodo em crianças veganas e vegetarianas que não consomem alimentos fortificados, porém os estudos sobre deficiência são limitados. As melhores fontes são o sal iodado, algas e alguns cereais, além de gema do ovo e os lácteos na dieta vegetariana.[1,5,7]

Vitamina A

A deficiência de vitamina A tem como consequências comprometimento da visão, déficit de crescimento e predisposição a infecções, entre outras.[2] Estudos mostram que uma dieta vegetariana bem planejada fornece quantidades adequadas de vitamina A através da ingestão de FLV amarelo-escuros e folhosos, considerando que o risco de deficiência é maior em vegetarianos estritos.[1,7]

Vitamina D

Essa vitamina garante junto ao paratormônio e à calcitonina adequada mineralização óssea, aumentando a absorção intestinal de cálcio, e seu *status* está diretamente relacionado à exposição solar. Em dietas veganas, a ingestão pode ser menor do que nas vegetarianas, considerando que as principais fontes são os lácteos, gema de ovo e peixes gordurosos.[2,6,9] A SBP recomenda a suplementação profilática de vitamina D em todas as crianças nos primeiros dois anos de idade, independente do regime alimentar. Crianças veganas podem utilizar o ergocalciferol, de fonte vegetal (vitamina D2).[2,3]

Vitamina B2

Os estudos sobre deficiência de riboflavina em dietas vegetarianas são limitados e, apesar dos lácteos serem a principal fonte de B2, inúmeras fontes vegetais são boas fontes, alimentos como aspargo, banana, leguminosas, brócolis, gergelim, soja e bebidas vegetais fortificadas. Dietas bem planejadas são capazes de ofertar a ingestão diária recomendada.[1-3]

Vitamina B9

Indivíduos veganos e vegetarianos tendem a consumir essa vitamina em maiores quantidades quando comparados aos onívoros, considerando a ingestão frequente das principais fontes: folhas verde-escuras, leguminosas, algumas frutas e cereais fortificados. Não existem relatos na literatura de deficiência de folato em crianças vegetarianas e veganas. Mulheres em idade fértil devem consumir folato independentemente do tipo de alimentação para evitar defeitos do tubo neural.[1,2,7]

Vitamina B12

Considerada um nutriente crítico para indivíduos que não consomem produtos de origem animal como carnes, peixes e lácteos. As principais consequências de sua deficiência são a anemia megaloblástica, fraqueza, irritabilidade e alterações cognitivas. Em lactentes, especialmente quando em aleitamento e a mãe não recebe suplementação, as manifestações são letargia, hipotonia, regressão dos marcos do desenvolvimento e déficit de crescimento. Revisões sistemáticas mostram que tanto as crianças veganas quanto as vegetarianas, quando não recebem suplementação, não atingem as recomendações de ingestão e apresentam alterações de biomarcadores de deficiência.[5,7] É recomendado que indivíduos de todas as idades, incluindo gestantes e lactantes vegetarianas e veganas, recebam suplementação profilática de B12 e que sejam monitoradas quanto à possível deficiência.[1-7,11,12]

GRUPOS ALIMENTARES E ESTRATÉGIAS NUTRICIONAIS

Despertar o interesse das crianças vegetarianas, por alimentos integrais de origem vegetal, para além da exclusão da carne, é essencial para a adesão a uma alimentação equilibrada. Estratégias como o envolvimento das crianças na escolha e preparo dos alimentos, apresentação lúdica e a repetida exposição a novos sabores e diferentes formas de apresentação do mesmo alimento podem contribuir para a aceitação alimentar. Estudos mostram que crianças expostas a um ambiente alimentar saudável desde cedo apresentam maior preferência pelo grupo FLV ao longo da vida.[13]

As leguminosas merecem destaque na alimentação vegetariana na infância, uma vez que fornecem proteínas e fibras. A inclusão regular de feijões, lentilhas, grão-de-bico e ervilhas pode garantir um adequado aporte proteico, sendo a soja e seus derivados fontes particularmente relevantes devido ao seu perfil completo de aminoácidos e elevada digestibilidade. Além disso, alimentos fortificados, como bebidas vegetais enriquecidas com cálcio e cereais adicionados de ferro e vitamina B12, são essenciais para preencher possíveis lacunas nutricionais, garantindo um desenvolvimento adequado.[14]

De forma geral, as refeições devem conter alimentos-fonte de todos os grupos em porções e combinações adequadas, levando em consideração os aspectos nutricionais citados neste capítulo e os fatores que interferem na biodisponibilidade de nutrientes.[14]

1. **Cereais:** os cereais integrais, como arroz integral, quinoa, milho, amaranto, trigo sarraceno, cuscuz marroquino, aveia, cevada e trigo integral, são importantes fontes de energia e fibras alimentares. Além disso, fornecem quantidades relevantes de minerais como zinco e magnésio. O consumo variado desses alimentos contribui para a adequação nutricional, especialmente quando associados a leguminosas. [14]

2. **Leguminosas:** feijões (preto, carioca, branco, roxo, fradinho), lentilha, grão-de-bico, ervilha e soja são essenciais para a oferta de proteínas, ferro e zinco. O remolho e a germinação dessas leguminosas reduzem fatores antinutricionais, como fitatos, melhorando a absorção de minerais essenciais. A proteína das leguminosas possui um escore PDCAAS (*Protein Digestibility-Corrected Amino Acid Score*) considerado bom a excelente, sendo a soja uma das fontes vegetais com melhor digestibilidade e perfil de aminoácidos adequado.[15]

3. **Verduras e legumes:** vegetais verde-escuros, como couve, espinafre, brócolis, rúcula, mostarda, agrião e bertalha. O ferro não heme presente nesses alimentos deve ser associado a fontes de vitamina C (acerola, laranja, limão, kiwi, morango, pimentão, tomate) para otimizar a absorção. Além disso, incluir ao menos três cores diferentes de alimentos desse grupo em todas as refeições é uma boa referência de um prato equilibrado.[14]

4. **Oleaginosas e sementes:** castanhas (do Brasil, caju, amêndoas, macadâmia), nozes, pistache, avelãs, gergelim, semente de girassol, semente de abóbora e linhaça são fontes importantes de gorduras saudáveis.[14]

5. **Gorduras e ômega 3:** a inclusão de fontes vegetais de ômega 3, como chia, linhaça, nozes, óleo de linhaça e algas, é essencial para o desenvolvimento cerebral. A suplementação com DHA

derivado de microalgas pode ser necessária para crianças vegetarianas estritas. [14]

6. **Alimentos fortificados:** bebidas vegetais enriquecidas com cálcio e ferro, além de cereais fortificados, são recomendados para garantir adequação desses minerais. Além disso, a exposição solar deve ser estimulada para manutenção dos níveis de vitamina D. [14]

EXEMPLOS DE PRATOS VEGETARIANOS EQUILIBRADOS

- **Prato 1:** arroz integral, feijão-preto, abóbora assada, couve refogada e laranja.
- **Prato 2:** quinoa com lentilhas, cenoura ralada, brócolis cozido e castanha-do-Brasil.
- **Prato 3:** cuscuz de milho com grão-de-bico, tomate-cereja, rúcula e azeite de oliva.
- **Prato 4:** purê de batata-doce, tofu grelhado, espinafre refogado e sementes de girassol.
- **Prato 5:** massa integral com molho de tomate e lentilhas, salada de alface e pepino com azeite.
- **Prato 6:** risoto de arroz integral com cogumelos, ervilhas e nozes picadas.

CONSIDERAÇÕES IMPORTANTES

O pediatra e o nutricionista devem estar atentos às famílias que optem por este estilo de alimentação, ao orientar uma dieta bem planejada para minimizar o risco de possíveis deficiências na infância.

O aleitamento materno deve ser estimulado exclusivamente por 6 meses e complementado até os dois anos ou mais.

Na impossibilidade do aleitamento materno devem ser utilizadas fórmulas infantis à base de proteína isolada de soja ou hidrolisada de arroz. Bebidas vegetais de aveia, soja, amêndoas ou castanhas não devem ser utilizadas como substitutas por serem nutricionalmente inadequadas.

Atenção aos momentos de maior demanda nutricional, como lactentes e adolescentes, que apresentam maior risco de deficiências.

⋟ TAKE HOME MESSAGES ⋞

1. Dietas vegetarianas e plant-based precisam ser cuidadosamente avaliadas e monitoradas para não acarretar deficiências nutricionais, principalmente de vitaminas A, B2, B12 e D, cálcio, ferro, zinco, iodo, DHA e proteínas.
2. Uma dieta lacto-ovo-vegetariana equilibrada como parte de um estilo de vida saudável durante a infância pode atender às necessidades nutricionais, apoiar o crescimento normal e o desenvolvimento adequado à idade.
3. Métodos como remolho, germinação e associações inteligentes (ferro + vitamina C) são essenciais para otimizar a absorção dos nutrientes.
4. Garantir a inclusão de leguminosas, cereais integrais e oleaginosas em todas as refeições é essencial para o aporte adequado de proteínas e aminoácidos.

REFERÊNCIAS

1. **Consenso do ILSI Brasil sobre vegetarianismo nos primeiros cinco anos de vida [livro eletrônico]: repercussões na saúde, manejo e recomendações.** 3. ed. São Paulo: International Life Sciences Institute do Brasil – ILSI Brasil, 2024.

2. SOCIEDADE BRASILEIRA DE PEDIATRIA. DEPARTAMENTO CIENTÍFICO DE NUTROLOGIA. **Guia prático de atualização – Vegetarianismo na infância e adolescência.** SBP, n. 4, 2017.

3. MORETZSOHN, M. A. Vegetarianismo na infância e adolescência. In: SOCIEDADE BRASILEIRA DE PEDIATRIA. DEPARTAMENTO CIENTÍFICO DE NUTROLOGIA. **Nutrologia pediátrica: Temas da atualidade em nutrologia pediátrica.** São Paulo: SBP, 2021.

4. DESMOND, M. A.; FEWTRELL, M. S.; WELLS, J. C. K. Plant-based diets in children: Secular trends, health outcomes, and a roadmap for urgent practice recommendations and research – A systematic review. **Nutrients,** v. 16, n. 5, p. 723, 2024. doi: 10.3390/nu16050723. PMID: 38474851; PMCID: PMC10934552.

5. KOLLER, A., ROHRMANN, S.; WAKOLBINGER, M.; GOJDA, J.; SELINGER, E.; CAHOVA, M.; SVĚTNIČKA, M.; HAIDER, S.; SCHLESINGER, S.; KÜHN, T.; KELLER, J.W. Health aspects of vegan diets among children and adolescents: a systematic review and meta-analyses. **Crit Rev Food Sci Nutr**, v. 64, n. 33, p. 13247-13258, 2024. doi: 10.1080/10408398.2023.2263574. Epub 2023 Oct 9. PMID: 37811643.

6. SCHÜRMANN, S.; KERSTING, M.; ALEXY, U. Vegetarian diets in children: a systematic review. **Eur J Nutr**, v. 56, n. 5, p. 1797-1817, 2017. doi: 10.1007/s00394-017-1416-0. Epub 2017 Mar 15. PMID: 28299420.

7. NEUFINGERL, N.; EILANDER, A. Nutrient intake and status in children and adolescents consuming plant-based diets compared to meat-eaters: a systematic review. **Nutrients**, 2023, v. 15, p. 4341.

8. IOM. **Dietary reference intakes for energy, carbohydrate, fiber, fat, fatty acids, cholesterol, protein and amino acids.** Disponível em: https://pubmed.ncbi.nlm.nih.gov/12449285/. Acesso em: fev. 2025.

9. PHILIPPI, S.T. **Pirâmide dos alimentos: fundamentos básicos da nutrição.** 4. ed. Barueri: Manole; 2024.

10. SOCIEDADE VEGETARIANA BRASILEIRA (SVB). **Guia alimentar para família: Alimentação vegetariana para crianças e adolescentes.** 2020. Disponível em: https://svb.org.br/wp-content/uploads/2024/01/livros_guia-alimentacao-vegetariana-para-criancas-e-adolescentes-2020.pdf. Acesso em: 3 fev. 2025.

11. SOCIEDADE BRASILEIRA DE PEDIATRIA. DEPARTAMENTO CIENTÍFICO DE NUTROLOGIA. **Manual de alimentação: orientações para alimentação do lactente ao adolescente, na escola, na gestante, na prevenção de doenças e segurança alimentar.** 5. ed. São Paulo: SBP, 2024.

12. ALEXY, U.; FISCHER, M.; WEDER, S.; LÄNGLER, A.; MICHALSEN, A.; SPUTTEK, A.; KELLER, M. Nutrient intake and status of german children and adolescents consuming vegetarian, vegan or omnivore diets: results of the VeChi Youth Study. **Nutrients**, v. 13, p. 1707, 2021. Disponível em: https://doi.org/10.3390/nu13051707.

13. BIRCH, L. L.; ANZMAN, S. L. Learning to eat in an obesogenic environment: a developmental systems perspective on childhood obesity. **Child Dev Perspect**, v. 4, n. 2, p. 138-143, 2010.

14. PHILIPPI, S. T.; PIMENTEL, C. V. M. B.; MARTINS, M. C. T. **Nutrição e alimentação vegetariana: tendências e estilo de vida.** 1. ed. Santana de Parnaíba: Manole, 2022.

15. FAO/WHO. **Protein Quality Evaluation: Report on the Joint FAO/WHO Expert Consultation.** FAO Food and Nutrition Paper 51. Rome: FAO, 1991.

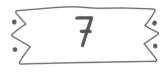

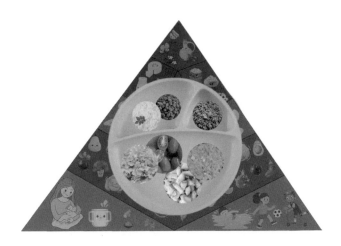

Planejamento alimentar: distribuindo os grupos dos alimentos da pirâmide infantil nas diferentes refeições da criança

Tamara Lazarini
Lara Natacci

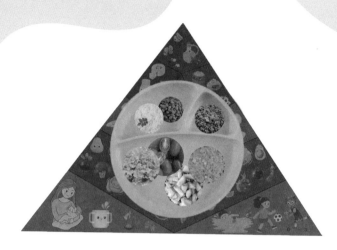

▶ SUMÁRIO

Grupos da Pirâmide Alimentar Infantil, 123

Necessidades energéticas e porções alimentares diárias, 126

Distribuição dos grupos alimentares no planejamento das refeições, 127

Diretrizes nutricionais para a conduta alimentar saudável, 131

Referências, 140

O planejamento das refeições na infância desempenha um papel fundamental na promoção da saúde e no desenvolvimento adequado das crianças. A distribuição equilibrada dos grupos alimentares ao longo do dia, com base na Pirâmide Alimentar Infantil (PAinf),[1] contribui para a oferta adequada de nutrientes essenciais ao crescimento, além de influenciar hábitos alimentares saudáveis desde a infância.[2]

Segundo as diretrizes da Organização Mundial da Saúde (OMS) e de outras entidades de saúde, a variedade na alimentação com a inclusão de diversos grupos de alimentos é fundamental para garantir uma nutrição adequada.[1-3]

A diversidade alimentar desempenha um papel crucial na qualidade nutricional das refeições infantis. Estudos indicam que uma alimentação pouco variada está diretamente relacionada à baixa densidade de nutrientes, podendo resultar em carência de vitaminas e minerais essenciais. Além de contribuir para o suprimento adequado de nutrientes, uma dieta diversificada é fundamental para promover um crescimento saudável e reduzir o risco de deficiências nutricionais, desnutrição, obesidade infantil e outras doenças crônicas associadas à alimentação inadequada.[4-6]

Além disso, um planejamento alimentar eficiente deve levar em consideração não apenas os aspectos nutricionais, mas também a rotina da criança, sua aceitação alimentar e os princípios de uma alimentação saudável e sustentável. Fatores como a diversificação dos alimentos, a adequação ao apetite infantil e a criação de um ambiente alimentar positivo são essenciais para o sucesso dessa abordagem.[7]

Diante desse contexto, o presente capítulo busca discutir a importância das refeições infantis, enfatizando a distribuição equilibrada dos grupos alimentares PAinf para um adequado planejamento dietético.

GRUPOS DA PIRÂMIDE ALIMENTAR INFANTIL

Para o planejamento dietético na infância, os grupos alimentares, com ênfase no grupo FLV, merecem atenção e detalhamento para melhor orientação tanto dos profissionais de saúde como para pais, educadores e cuidadores.

124 PIRÂMIDE DOS ALIMENTOS INFANTIL

Na atual PAinf temos o nível zero destacando a importância do leite materno, o nível um com o grupo das FLV, o nível dois com o grupo dos cereais, o nível três com lácteos, carnes, ovos e leguminosas, e o nível quatro com o grupo dos óleos e oleaginosas. Ver mais informações no Capítulo 3.

Nível 0: leite materno

A PAinf enfatiza o leite materno como prioridade no marco zero, destacando seu papel essencial na nutrição dos lactentes. Além de suprir completamente as necessidades dos lactentes a termo e saudáveis, o leite materno é um alimento dinâmico, rico em substâncias bioativas com funções protetoras e imunomoduladoras.[8,9] Ele contribui para a defesa contra infecções e alergias, auxilia na maturação dos sistemas digestivo e neurológico e fortalece o vínculo mãe-filho.[1,2,8,9] Segundo a OMS, o Ministério da Saúde (MS) e a Sociedade Brasileira de Pediatria (SBP), o aleitamento materno deve ser exclusivo até os seis meses e complementar até pelo menos dois anos ou mais.[1,2,8]

Nível 1: grupo das frutas, legumes e verduras (FLV)

É importante que as crianças consumam diariamente uma variedade de FLV. A inclusão de diferentes tipos de FLV e das PANCs (plantas alimentícias não convencionais) contribui para reduzir o risco de desnutrição e promover a saúde geral.[5] A PAinf recomenda três porções de frutas, além de três porções de legumes, verduras e PANCs.

A OMS também recomenda pelo menos cinco porções deste grupo por dia[1] (400 g/dia), pois esses alimentos são ricos em vitaminas, minerais e fibras alimentares, fundamentais para o crescimento e desenvolvimento.[4,5]

Nível 2: grupo dos cereais

Os cereais devem compor uma parte significativa da alimentação infantil, fornecendo carboidratos essenciais e fibras. Recomendam-se na PAinf pelo menos três porções de cereais e que pelo menos metade dos grãos consumidos seja como arroz integral, pão integral e aveia. Essa prática auxilia no fornecimento de energia e no aporte de nutrientes importantes, como vitaminas do complexo B e ferro.[10]

Nível 3: grupo dos lácteos, carnes, ovos e leguminosas

A dieta infantil deve incluir o grupo alimentar das carnes magras (todos os tipos), peixes, aves, miúdos, ovos e leguminosas (feijões e lentilhas). Esses alimentos, fontes de proteínas, são essenciais para o crescimento, o desenvolvimento muscular e a manutenção da saúde.[11]

O grupo dos lácteos, além de ser uma fonte de proteínas, é fundamental para o fornecimento de cálcio e vitamina D, nutrientes essenciais para a saúde óssea. A PAinf recomenda o consumo de três porções diárias desse grupo. Entretanto, pesquisas indicam que muitas crianças não atingem essa recomendação, ressaltando a importância do incentivo sobre o consumo adequado de lácteos.[12]

Nível 4 (topo da pirâmide): grupo dos óleos, gorduras, nozes e castanhas

As gorduras saudáveis devem ser incluídas com moderação, priorizando fontes como abacate, nozes, sementes, azeite de oliva e óleos de canola e soja (são que possuem melhor relação ômega 3:ômega 6). Essas gorduras desempenham um papel importante no desenvolvimento cerebral e na saúde geral. A PAinf recomenda uma porção deste grupo alimentar, mas é fundamental limitar o consumo de gorduras saturadas e evitar as gorduras trans, devido aos seus efeitos prejudiciais à saúde.[4]

Orientações adicionais aos grupos alimentares

No Capítulo 3 são encontradas orientações adicionais em relação à ingestão de água e consumo de PANCs, ervas, temperos, açúcares e doces, sal e frituras.

O consumo de açúcares adicionados deve ser reduzido. A PAinf recomenda, assim como a OMS, que menos de 10% da ingestão energética total das crianças, após os 2 anos de idade, seja proveniente de açúcares livres, a fim de minimizar o risco de obesidade e cáries dentárias.[13]

Até os 12 meses, o sal, qualquer tipo de pimenta e outros temperos industrializados devem ser evitados no preparo das refeições. Após um ano, o sal pode ser incluído moderadamente. A exposição precoce a sabores muito doces ou salgados pode influenciar as preferências alimentares da criança. Recomenda-se o uso de temperos naturais e ervas aromáticas como cebola, alho, salsinha, manjericão, coentro e hortelã.[8,9]

O consumo de frituras deve ser evitado, dando preferência aos alimentos cozidos e assados. Os alimentos adquiridos prontos normalmente têm excesso de sódio e gorduras trans em sua composição, devendo ser evitados no planejamento dietético.

NECESSIDADES ENERGÉTICAS E PORÇÕES ALIMENTARES DIÁRIAS

O valor estimado das necessidades de calorias diária foi calculado por equações desenvolvidas para prever uma ingestão de energia apropriada (Quadro 1) e são específicas para sexo, idade, estatura, peso e nível de atividade física (NAF), cuja última versão foi recentemente disponibilizada (*Institute of Medicine – National Academies of Sciences, Engineering, and Medicine*, 2023). No Capítulo 4 estão os conceitos e discorremos sobre as necessidades e recomendações energéticas de macro e micronutrientes na infância.

QUADRO 1   Valor calórico diário estimado segundo os diferentes estágios de vida

Estágio de vida	Lactente 6 a 11 meses	Lactente 12 a 24 meses	Pré-escolar 2 a 6 anos	Escolar 7 a 10 anos
Calorias totais/dia	640 a 790 kcal	800 a 1.029 kcal	1.100 a 1.400 kcal	1.500 Kcal

Fonte: Capítulo 4, "Recomendações nutricionais, escolhas alimentares: energia, macro e micronutrientes para a população infantil", adaptado de IOM (*Institute of Medicine*), 2023.[14]

Para o planejamento dietético que atenda às necessidades nutricionais diárias, é fundamental determinar a quantidade adequada de porções para cada grupo alimentar. O Quadro 2 apresenta as recomendações nutricionais e o número de porções indicadas para cada grupo da

PAinf, considerando os diferentes estágios do desenvolvimento infantil, desde os 6 meses até os 10 anos de idade.

QUADRO 2 Número de porções recomendadas de acordo com o estágio de vida, segundo os grupos alimentares da Pirâmide dos Alimentos Infantil

Nível da Pirâmide	Grupo alimentar	6 a 11 meses	12 a 24 meses	Pré-escolar 2 a 6 anos	Escolar 7 a 10 anos
0	Leite materno*	Livre demanda	Livre demanda	0	0
1	Frutas	2 a 3	3 a 4	3	3
	Legumes e verduras	2 a 3	3 a 4	3	3
2	Cereais	2 a 3	4 a 5	5	5 a 6
3	Lácteos	0	2 a 3	3	3
	Carnes e ovos	1 a 2	2	2	2
	Leguminosas	1	1	1	1
4	Óleos, gorduras, nozes e castanhas	2	2	1	1

* Leite materno deve ser preconizado como fonte exclusiva de alimentação até os seis meses de vida e como alimento complementar à alimentação até os dois anos de idade ou mais.
Na impossibilidade da oferta do leite materno, utilizar fórmula infantil adequada para a idade de acordo com a orientação do pediatra e/ou nutricionista (volume diário estimado de 450 mL a 600 mL)[8].

DISTRIBUIÇÃO DOS GRUPOS ALIMENTARES NO PLANEJAMENTO DAS REFEIÇÕES

A distribuição equilibrada dos grupos alimentares desempenha um papel fundamental na oferta de nutrientes essenciais, promovendo hábitos saudáveis desde os primeiros anos de vida.

Ao planejar as refeições, é necessário incluir todos os grupos alimentares da PAinf — fontes de carboidratos, proteínas, lipídios, vitaminas e

128 PIRÂMIDE DOS ALIMENTOS INFANTIL

fibras — em quantidades adequadas e de acordo com as recomendações nutricionais para cada estágio da vida.

O planejamento deve considerar tanto a qualidade quanto a proporção adequada desses grupos, respeitando a individualidade da criança e seus hábitos alimentares, a fim de garantir os nutrientes necessários para um crescimento saudável.

Os Quadros 3, 4 e 5 apresentam exemplos de cardápios elaborados conforme as necessidades energéticas diárias de lactentes, pré-escolares e escolares. Esses modelos seguem as recomendações nutricionais da PAinf, assegurando a presença equilibrada dos grupos alimentares essenciais para o crescimento e desenvolvimento infantil.

QUADRO 3 Exemplo de planejamento alimentar diário de 900 kcal para lactentes (12 a 24 meses) que não se encontram em aleitamento materno

Tipo de refeição	Alimento/ preparação	Medida usual	Peso (gramas/mL)	Nível da Pirâmide
Café da manhã (195 kcal)	Pão de forma	1 fatia	25	2
	Leite em pó integral	2 colheres de sopa	26	3
Lanche (35 kcal)	Goiaba	½ unidade	69	1
Almoço (213 kcal)	Abóbora cozida	1 colher de sopa	35	1
	Espinafre cozido	1 colher de sopa	30	1
	Arroz cozido	2 colheres de sopa	62	2
	Feijão cozido	1 colher de sopa	43	3
	Coxa de frango assada	½ coxa	33	3
	Azeite de oliva	1 colher de sobremesa	4	4
Lanche (155 kcal)	Kiwi	1 unidade	55	1
	Bebida láctea	1 unidade	150	3
Jantar (220 kcal)	Ervilha	1 colher de sopa	10	1
	Macarrão parafuso	2 colheres de sopa	53	2
	Alho e óleo	1 colher de sobremesa	4	4
	Ovo cozido	1 unidade	50	3
	Maçã	½ unidade	60	1

(continua)

PLANEJAMENTO ALIMENTAR: DISTRIBUINDO OS GRUPOS DOS ALIMENTOS DA PIRÂMIDE   129

QUADRO 3   Exemplo de planejamento alimentar diário de 900 kcal para lactentes (12 a 24 meses) que não se encontra em aleitamento materno (continuação)

Tipo de refeição	Alimento/ preparação	Medida usual	Peso (gramas/mL)	Nível da Pirâmide
Ceia (120 kcal)	Leite integral	1 xícara de chá	182	3

* O valor calórico aproximado das porções dos alimentos está descrito no Capítulo 3.

QUADRO 4   Exemplo de planejamento alimentar diário de 1.100 kcal para pré-escolares (2 a 6 anos)

Tipo de refeição	Alimento/ preparação	Medida usual	Peso (gramas/mL)	Nível da Pirâmide
Café da manhã (315 kcal)	Pão francês	½ unidade	25	2
	Café com leite	1 xícara de chá	182	3
	Queijo minas	1 ½ fatia	50	3
Lanche (110 kcal)	Suco de laranja	½ copo	85	1
	Biscoito tipo cream cracker	3 unidades	16	2
Almoço (252 kcal)	Tomate picado	2 fatias	40	1
	Alface	3 folhas	30	1
	Chuchu picado	1 colher de sopa	28	1
	Arroz cozido	2 colheres de sopa	62	2
	Feijão cozido	1 colher de sopa	43	3
	Carne moída refogada	2 colheres de sopa	30	3
	Óleo de canola	1 colher de sobremesa	4	4
	Laranja	1 unidade	75	1
Lanche (195 kcal)	Vitamina de leite com frutas	1 copo	180	3
	Pão de queijo	½ unidade	30	2
Jantar (183 kcal)	Macarrão	2 colheres de sopa	53	2
	Brócolis cozido	2 colheres de sopa	30	1
	Filé de frango grelhado	½ unidade	33	3
	Melancia	½ unidade	60	1

(continua)

130 PIRÂMIDE DOS ALIMENTOS INFANTIL

QUADRO 4   Exemplo de planejamento alimentar diário de 1.100 kcal para pré-escolares (2 a 6 anos)
(continuação)

Tipo de refeição	Alimento/ preparação	Medida usual	Peso (gramas/mL)	Nível da Pirâmide
Ceia (120 kcal)	Leite integral	1 xícara de chá	182	3

* O valor calórico aproximado das porções dos alimentos está descrito no Capítulo 3.

QUADRO 5   Exemplo de planejamento alimentar diário de 1.500 kcal para escolares (7 a 10 anos)

Tipo de refeição	Alimento/ preparação	Medida usual	Peso (gramas/mL)	Nível da Pirâmide
Café da manhã (315 kcal)	Café com leite	1 xícara de chá	182	3
	Pão francês	½ unidade	25	2
	Requeijão cremoso	1 ½ colher de sopa	45	3
Lanche (155 kcal)	Morango	5 unidades	115	1
	Bebida láctea	1 unidade	150	3
Almoço (248 kcal)	Alface	6 folhas	45	1
	Cenoura cozida	4 fatias	20	1
	Arroz cozido	4 colheres de sopa	124	2
	Lentilha cozida	1 colher de sopa	24	3
	Espetinho de carne	1 unidade	31	3
	Azeite de oliva	1 colher de sobremesa	4	4
	Mamão	1 fatia	110	1
Lanche (195 kcal)	Iogurte de frutas	1 unidade	140	3
	Bolo de chocolate sem recheio	½ fatia	15	2
Jantar (203 kcal)	Beterraba cozida	1 ½ fatias	53	1
	Arroz cozido	4 colheres de sopa	124	2
	Feijão	1 colher de sopa	43	3
	Pescada cozida	1 unidade	66	3
	Uva	11 bagos	50	1
Ceia (195 kcal)	Leite	1 xícara de chá	182	3
	Cereal integral	½ xícara de chá	21	2

* O valor calórico aproximado das porções dos alimentos está descrito no Capítulo 3.

DIRETRIZES NUTRICIONAIS PARA A CONDUTA ALIMENTAR SAUDÁVEL

A alimentação na infância desempenha um papel fundamental no crescimento e desenvolvimento saudável da criança conforme já destacado inicialmente. Dessa forma, é essencial estabelecer práticas alimentares equilibradas que promovam a ingestão adequada de nutrientes, a formação de hábitos saudáveis e a prevenção de doenças crônicas. A seguir, são apresentadas diretrizes preconizadas pela Sociedade Brasileira de Pediatria (SBP) segundo o estágio de vida, para otimizar a alimentação infantil, considerando aspectos nutricionais e comportamentais.

Lactentes (6-24 meses)

A introdução do grupo FLV para o lactente deve ser feita de forma adequada ao seu estágio de desenvolvimento, com os alimentos preferencialmente *in natura*, raspados, amassados ou picados, e oferecidos com o auxílio de uma colher. A escolha das frutas deve considerar fatores como disponibilidade regional, sazonalidade, custo e teor de fibras, visto que nenhuma fruta é contraindicada, exceto a carambola em casos de insuficiência renal.[8] Deve-se recomendar as frutas de época e as regionais, que são mais saborosas, adocicadas e de custo menor.

O consumo de sucos, principalmente os artificiais e já adoçados, deve ser evitado devido ao risco de predisposição à obesidade. Isso ocorre pelo elevado teor calórico e pela ausência das fibras presentes na fruta *in natura*, as quais desempenham um papel essencial na regulação da absorção de carboidratos simples, como sacarose, frutose e glicose.

A oferta de frutas (fonte de vitamina C) como sobremesa após as refeições principais tem um papel relevante na nutrição infantil, especialmente por favorecer a absorção do ferro não heme presente em alimentos como feijão e vegetais de folhas verde-escuras.[9]

A introdução de alimentos pastosos e com misturas múltiplas deve ocorrer a partir dos seis meses de idade, preferencialmente no almoço ou jantar, acompanhando a rotina alimentar da família. Durante as primeiras semanas, o aleitamento materno pode complementar a refeição até que a criança demonstre saciedade apenas com os alimentos sólidos.[2,8,9]

132 PIRÂMIDE DOS ALIMENTOS INFANTIL

A partir do sétimo mês de vida, deve-se introduzir a segunda refeição completa, contemplando todos os grupos alimentares da PAinf, garantindo uma transição alimentar gradual e equilibrada.[8]

QUADRO 5 Esquema para introdução dos alimentos complementares

Estágio de vida	Tipo de alimento
Até 6º mês	Leite materno exclusivo
6º a 24º mês	Leite materno complementado
6º mês	Frutas (amassadas ou raspadas)
6º mês	Primeira refeição com todos os grupos alimentares
7º a 8º mês	Segunda refeição com todos os grupos alimentares
9º a 11º mês	Gradativamente passar para a consistência da refeição da família
12º ao 24º mês	Comida da família – observando a adequação dos alimentos

Fonte: adaptado de SBP: Manual de Alimentação, 2024[8]. Grupos alimentares da PAinf.

Os tipos de alimentos, a forma das preparações e as técnicas dietéticas escolhidas devem ser adequados à capacidade de mastigar e engolir da criança. O tamanho das porções de alimentos e preparações deve ser individualizado ajustando-se ao grau de aceitação da criança[8].

A introdução da alimentação complementar deve ser gradual, com alimentos bem cozidos e amassados, oferecidos de formar adequada ao lactente. Recomenda-se o uso de colheres de silicone, plástico ou metal emborrachado para evitar o contato metálico direto com a língua. A transição da amamentação ou mamadeira para a colher deve ocorrer inicialmente no colo, antes da adaptação à cadeira ou carrinho[8,9] (ver Capítulo 9).

Alguns aspectos sobre introdução de alimentos complementares, substituição do leite materno caso preciso e uso de suplementos podem ser observados nas orientações da Sociedade Brasileira de Pediatria (SBP),[8] complementados pelas orientações da PAinf em seus Capítulos 2, 3 e 4.

PLANEJAMENTO ALIMENTAR: DISTRIBUINDO OS GRUPOS DOS ALIMENTOS DA PIRÂMIDE 133

QUADRO 6 Recomendações de textura e quantidade de alimento segundo o estágio de vida

Estágio de vida	Textura	Quantidade
A partir de 6 meses	Alimentos amassados	Iniciar com 2 a 3 colheres de sopa e aumentar a quantidade conforme aceitação
A partir dos 7 meses	Alimentos amassados	2/3 de uma xícara ou tigela de 250 mL
9 a 11 meses	Alimentos cortados ou levemente amassados	3/4 de uma xícara ou tigela de 250 mL – 4 a 5 colheres das de sopa
12 a 24 meses	Alimentos cortados	Uma xícara ou tigela de 250 mL – 5 a 6 colheres das de sopa

Fonte: Adaptado de SBP: Manual de Alimentação, 2024.[8]

1. **Regulação da ingestão alimentar:** Observar os sinais de saciedade do lactente, uma vez que a criança tem capacidade de autorregular sua ingestão calórica total.
2. **Introdução dos alimentos complementares:** 1. Introduzir alimentos saudáveis e continuar oferecendo mesmo em caso de recusa inicial, sendo necessárias de oito a quinze tentativas para avaliar a aceitação; 2. As refeições principais (papas ou alimentos amassados) devem conter os grupos da PAinf como cereais, carnes, ovos, legumes, leguminosas, garantindo uma alimentação variada e equilibrada; 3. Durante o período de aleitamento materno exclusivo, é essencial estimular o consumo de água potável e frutas in natura.
3. **Substituição do leite materno caso preciso:** Quando o aleitamento materno não for possível, utilizar fórmulas infantis adequadas para suprir as necessidades nutricionais da criança. No segundo ano de vida, estimular o consumo de 600 mL/dia de produtos lácteos para garantir uma adequada ingestão de cálcio. A Sociedade Brasileira de Pediatria (SBP), a Sociedade Europeia de Gastroenterologia, Hepatologia e Nutrição Pediátrica (ESPGHAN), a Academia Americana de Pediatria (AAP) e a Sociedade Latino-Americana de Gastroenterologia, Hepatologia

e Nutrição Pediátrica (LASPGHAN) recomendam que o leite de vaca integral, seja na forma líquida ou em pó, não seja introduzido no primeiro ano de vida devido ao risco de deficiências nutricionais e ao impacto na absorção de ferro.[8]

4. **Suplementação nutricional:** Deve ser avaliada, prescrita pelo médico ou nutricionista caso seja constatada a deficiência ou de forma profilática.1. Administrar vitamina K (1,0 mg por via intramuscular) a todos os recém-nascidos ao nascimento. 2. Administrar 400 UI/dia de vitamina D desde a primeira semana até os 12 meses e 600 a 1.200 UI após 12 meses, independentemente do tipo de alimentação. Caso haja fatores de risco, a suplementação deve ser mantida na dose de 1.200 a 1.800 UI/dia. Para recém-nascidos pré-termo com peso superior a 1.500 g e tolerância plena à nutrição enteral, recomenda-se suplementação profilática de vitamina D (400 UI/dia). 3. Suplementar ferro elementar para lactentes nascidos a termo a partir de 90 ou 180 dias, dependendo da presença de fatores de risco, na dose de 1 mg/kg/dia até os dois anos de idade.

Pré-escolares (2 a 6 anos)

1. **Estruturação dos horários das refeições:** As refeições e lanches devem ocorrer em horários fixos, com intervalos de 2 a 3 horas, de modo a estimular o apetite e evitar o consumo excessivo de alimentos ao longo do dia. A oferta de alimentos a qualquer momento pode comprometer a fome nas refeições principais, prejudicando a ingestão equilibrada de nutrientes. Crianças em idade pré-escolar devem realizar cinco a seis refeições diárias em horários regulares, incluindo café da manhã, lanche da manhã, almoço, lanche da tarde, jantar e, em alguns casos, um lanche antes de dormir.

2. **Duração das refeições e respeito ao apetite:** Cada refeição deve ter um tempo determinado, permitindo que a criança tenha contato com os alimentos e desenvolva autonomia alimentar. Caso não aceite os alimentos dentro desse período, a refeição deve ser encerrada e retomada na próxima oportunidade. A quantidade de ali-

mento oferecida deve ser adequada à aceitação da criança. É preferível servir porções menores e permitir que ela solicite mais, respeitando os sinais de fome e saciedade, sem coerção ou imposição para que consuma todo o alimento oferecido (ver Capítulo 9).

3. **Escolhas alimentares e controle de consumo:**
   - Sobremesas: Devem ser tratadas como parte da refeição, sem serem utilizadas como recompensa ou punição alimentar. Frutas são a opção mais recomendada.
   - Líquidos nas refeições: O consumo de líquidos durante as refeições deve ser controlado, pois pode levar à saciedade precoce. A água deve ser oferecida preferencialmente após as refeições, evitando-se bebidas açucaradas e com cafeína.
   - Sucos naturais: O consumo deve ser limitado a 120 mL/dia para crianças de 1 a 3 anos e 175 mL/dia para crianças de 4 a 6 anos, a fim de evitar o excesso de calorias e o ganho de peso.
   - Bebidas adoçadas e refrigerantes: Não devem ser oferecidos, pois podem substituir o consumo de água e leite, além de estarem associados a um maior risco de obesidade e doenças metabólicas.

4. **Consumo de alimentos de baixo valor nutritivo e a importância da higiene bucal:** O consumo de salgadinhos, balas e guloseimas deve ser evitado. Caso sejam consumidos, é essencial reforçar os cuidados com a saúde bucal. Devem ser evitados os tradicionais "alimentos beliscados" entre as refeições, para garantir o necessário aporte calórico assim como a higienização adequada dos dentes para prevenir cáries. A escovação dos dentes e controle com o dentista são primordiais para a saúde bucal da criança.

5. **Uso de fórmulas lácteas e mamadeiras:**
   - Compostos lácteos infantis: Podem ser utilizados para complementar a alimentação em casos de risco nutricional, desde que não contenham sacarose, frutose, aromatizantes, excesso de sódio ou gordura saturada.
   - Mamadeiras: O uso deve ser evitado e, quando necessário, limitado até os três anos de idade, devido ao risco de cáries e impactos negativos no desenvolvimento da mastigação.

6. **Ambiente das refeições e autonomia infantil:** A criança deve ser incentivada a participar das refeições em família, em um ambiente tranquilo e sem distrações, como televisão ou dispositivos eletrônicos. Além disso, deve ser estimulada a comer sozinha, favorecendo o desenvolvimento da independência alimentar (ver Capítulo 9).
Envolver a criança na escolha, compra e preparo dos alimentos pode contribuir para a maior aceitação alimentar e para a construção de hábitos saudáveis.

7. **Diversidade alimentar e estratégias de aceitação:** A variedade alimentar é essencial para evitar a monotonia e o desinteresse por determinados alimentos. Refeições coloridas, lúdicas e com diferentes texturas tornam o prato mais atrativo, estimulando o consumo de alimentos nutritivos. As dinâmicas sobre PAinf como forma de orientar e melhorar a aceitação dos alimentos deve ser incentivada e utilizada por pais e educadores (ver Capítulo 11).

8. **Controle do consumo de gorduras, sódio e açúcares:**
   - Gordura, sal e açúcar: O consumo excessivo desses componentes deve ser evitado, pois aumenta o risco de doenças crônicas. Organização Mundial da Saúde (OMS) limita a 2 g de sódio, equivalente a 5 g de sal por dia.
   - Qualidade das gorduras: Deve-se priorizar fontes saudáveis, como ácidos graxos ômega 3, e evitar gorduras trans e saturadas, comuns em produtos de baixo valor nutricional, que podem estar associadas a doenças como obesidade e diabetes. Recomenda-se sempre a leitura atenta dos rótulos dos alimentos, além de formas de preparo dos alimentos, dando preferência aos cozidos, assados e grelhados.
   - Bebidas vegetais à base de soja, arroz, aveia, amêndoa e outras, podem ser consumidas com moderação, levando em consideração sua composição e os momentos adequados de consumo.
   - Nas preparações caseiras, é recomendável reduzir o uso de óleos, evitar frituras frequentes e limitar o consumo de alimentos ricos em sódio, como embutidos e temperos comprados prontos (ler sempre os rótulos). Além disso, devem ser

PLANEJAMENTO ALIMENTAR: DISTRIBUINDO OS GRUPOS DOS ALIMENTOS DA PIRÂMIDE 137

evitados alimentos que apresentem risco de engasgo, como balas duras, uvas inteiras, cenoura crua em pedaços grandes e pipoca, especialmente para crianças menores de quatro anos.

9. **Adoçantes e restrições específicas:** O uso de adoçantes artificiais ou naturais não é recomendado para crianças, exceto em casos específicos, como diabetes, sob orientação profissional.

Escolares (7 a 10 anos)

1. **Disponibilidade e variedade de alimentos:** A alimentação infantil deve ser composta por uma ampla variedade de alimentos saudáveis, garantindo a oferta de todos os grupos alimentares da PAinf. Deve-se incentivar a presença de alimentos naturais, priorizando os grupos alimentares e os do hábito da população.

2. **Estruturação das refeições:** É recomendável a adoção de rotinas alimentares com horários e frequência bem estabelecidos, promovendo uma organização que favoreça o consumo equilibrado dos alimentos. A oferta diária deve compreender três refeições principais (café da manhã, almoço e jantar) e dois lanches intermediários, adequando os horários, a aceitação e as necessidades nutricionais da criança.

3. **Tamanho das porções:** As porções definidas na PAinf para cada grupo de alimentos devem ser ajustadas conforme o estágio de desenvolvimento da criança, evitando tanto o excesso quanto a deficiência nutricional. É fundamental permitir que a própria criança regule sua ingestão dentro de parâmetros adequados, respeitando seus sinais naturais de fome e saciedade.

4. **Refeições como experiência social e educacional:** Os momentos de alimentação devem ser encarados como oportunidades para a aprendizagem de habilidades sociais e para o fortalecimento dos vínculos familiares. O compartilhamento das refeições com os familiares deve ser incentivado, pois o ambiente e os exemplos positivos influenciam significativamente as escolhas alimentares infantis (ver Capítulo 9).

5. **Consumo de Frutas, Legumes e Verduras (FLV):** A ingestão diária mínima recomendada é de cinco porções de FLV priorizando ali-

mentos da época e os regionais (ver Capítulo 5). Caso sejam oferecidos sucos naturais, a quantidade deve ser limitada a 250 mL/dia para crianças de 7 a 18 anos, a fim de evitar excesso calórico e aumento do índice glicêmico.

6. **Estratégias para um consumo adequado de carboidratos, gorduras e cálcio:** A alimentação infantil deve ser equilibrada, garantindo a ingestão adequada de todos os nutrientes essenciais provenientes dos grupos alimentares recomendados pela PAinf, com destaque para:

   - Carboidratos: O total de carboidratos deve representar de 50% a 55% da ingestão calórica diária. O consumo de carboidratos simples deve ser inferior a 25% do valor energético total.
   - Gorduras: O consumo de gorduras saturadas deve ser reduzido, não ultrapassando 30% do valor energético total.
   - Cálcio: A ingestão adequada de cálcio, por meio do consumo de cerca de 600 mL/dia de leite e/ou derivados, é fundamental para a formação da massa óssea e prevenção da osteoporose na vida adulta.

7. **Educação nutricional e rotulagem de alimentos:** É fundamental orientar tanto a criança quanto sua família sobre a importância da leitura e interpretação adequada dos rótulos dos alimentos, a fim de reduzir o consumo de produtos com altos teores de sódio, gorduras saturadas e açúcares, além de estimular a escolha de opções mais saudáveis.

8. **Prática de atividade física:** A prática de atividades físicas regulares deve ser incentivada como parte da rotina infantil. O tempo gasto em atividades sedentárias, como assistir televisão, jogar videogames ou utilizar o computador, deve ser limitado a um máximo de duas a três horas diárias.

9. **Promoção da autonomia e sustentabilidade:** A criança deve ser incentivada a desenvolver autonomia no momento das refeições, servindo-se sozinha sob a orientação de um adulto, de forma a adequar suas porções às necessidades individuais (ver Capítulo 9). Além disso, deve-se promover escolhas alimentares sustentá-

veis, incluindo o consumo consciente de água e a valorização de alimentos naturais.

10. **Alimentação e rendimento escolar:** Uma alimentação equilibrada melhora o desempenho escolar. O consumo de alimentos de todos os grupos alimentares da PAinf garante nutrientes como ferro, zinco, vitaminas do complexo B e ácidos graxos essenciais contribuindo para a concentração, a memória e a energia durante as atividades escolares.

11. **Qualidade do sono:** A qualidade do sono tem impacto direto no desenvolvimento infantil e na regulação do metabolismo. Crianças devem dormir de 9 a 12 horas por noite, com horários regulares.

O planejamento dietético infantil é um desafio dinâmico, que exige ajustes constantes para atender às necessidades individuais de cada criança. A personalização das refeições deve ser contínua, garantindo equilíbrio e adequação nutricional[15]. Para isso, é essencial uma abordagem integrada entre família, pediatra e nutricionista, seja no ambiente doméstico ou institucional. Somente com esse trabalho conjunto será possível proporcionar à criança uma alimentação que não apenas nutre, mas também fortalece sua saúde, desenvolvimento e qualidade de vida ao longo dos anos.

⋟ TAKE HOME MESSAGES ⋞

1. O planejamento adequado das refeições infantis, com a distribuição equilibrada dos grupos alimentares da Pirâmide Alimentar Infantil (PAinf), é fundamental para garantir um crescimento saudável, prevenir deficiências nutricionais e reduzir o risco de obesidade e doenças crônicas.

2. A diversidade alimentar proporciona uma nutrição completa e influencia a formação de hábitos saudáveis desde a infância. Além dos aspectos nutricionais, a aceitação alimentar e um ambiente positivo são determinantes para o sucesso desse processo.

3. Seguir as diretrizes nutricionais adequadas a cada estágio do desenvolvimento infantil é essencial para garantir uma alimentação equilibrada e adequada às necessidades da criança.

4. A parceria entre pediatra, nutricionista e família é indispensável para definir as melhores estratégias alimentares, assegurando mais saúde e qualidade de vida para a criança.

140 PIRÂMIDE DOS ALIMENTOS INFANTIL

REFERÊNCIAS

1. PHILIPPI, S. T. **Pirâmide dos alimentos: fundamentos básicos da nutrição**. 4. ed. rev. ampl. Barueri: Manole, 2024.

2. BRASIL. MINISTÉRIO DA SAÚDE. SECRETARIA DE ATENÇÃO PRIMARIA À SAÚDE. DEPARTAMENTO DE PROMOÇÃO DA SAÚDE. **Guia alimentar para crianças brasileiras menores de 2 anos**. Brasília: Ministério da Saúde, 2019.

3. WORLD HEALTH ORGANIZATION, UNITED NATIONS CHILDREN'S FUND. **Global strategy for infant and young child feeding**. Geneva: World Health Organization, 2003.

4. FABER, M., LAUBSCHER, R., BERTI, C. Poor dietary diversity and low nutrient density of the complementary diet for 6- to 24-month-old children in urban and rural Kwazulu-natal, South Africa. **Maternal and Child Nutrition**, v. 12, n. 3, p. 528-545, 2014. Disponível em: https://doi.org/10.1111/mcn.12146.

5. OSAMA, M., KHAN, A., SYED, S., MOHIUDDIN, O., HASSAN, A., ZAIDI, S., ... SAMI, N. Non-adherence to who recommendations regarding infant feeding practices results in dilemma of malnourishment: a community-based prospective cohort study conducted in Karachi, Pakistan. **Cureus**, v. 12, n. 6, p. e8507, 2020. Disponível em: https://doi.org/10.7759/cureus.8507.

6. SICHIERI, R.; SOUZA, A. M. Epidemiologia da obesidade infantil no Brasil. **Revista Brasileira de Saúde Materno Infantil**, v. 20, n. 1, p. 7-15, 2020.

7. LOPES, W. C. et al. Alimentação infantil: hábitos e influências no consumo alimentar. **Ciência & Saúde Coletiva**, v. 23, n. 12, p. 4151-4160, 2018.

8. SOCIEDADE BRASILEIRA DE PEDIATRIA (SBP). Weffort, V. R. S.; Silva, L. R. **Manual de alimentação: orientações para alimentação do lactente ao adolescente, na escola, na gestante, na prevenção de doenças e segurança alimentar**. 5. ed. rev. ampl. São Paulo: SBP, 2024.

9. WEFFORT, V. R. S.; LAMOUNIER J. A. **Nutrição em Pediatria; Da neonatologia à adolescência**. 3. ed. Barueri: Manole, 2024.

10. WANG, H., DENNEY, L., ZHENG, Y., VINYES-PARES, G., REIDY, K., WANG, P., ... & ZHANG, Y. Food sources of energy and nutrients in the diets of infants and toddlers in urban areas of China, based on one 24-hour dietary recall. **BMC Nutrition**, v. 1, n. 1, 2015. Disponível em: https://doi.org/10.1186/s40795-015-0014-x.

11. MEJOS, K., IGNACIO, M., JAYASURIYA, R., ARCOT, J. Use of linear programming to develop complementary feeding recommendations to improve nutrient adequacy and dietary diversity among breastfed children in the rural Philippines.

Food and Nutrition Bulletin, v. 42, n. 2, p. 274-288, 2021. Disponível em: https://doi.org/10.1177/0379572121998125.

12. ZHANG, J., WANG, D., ZHANG, Y. Patterns of the consumption of young children formula in chinese children aged 1–3 years and implications for nutrient intake. **Nutrients,** v. 12, n. 6, p. 1672, 2020. Disponível em: https://doi.org/10.3390/nu12061672.

13. HEBDEN, L., KING, L., GRUNSEIT, A., KELLY, B., CHAPMAN, K. Advertising of fast food to children on australian television: the impact of industry self-regulation. **The Medical Journal of Australia,** v. 195, n. 1, p. 20-24, 2011.

14. IOM (INSTITUTE OF MEDICINE). NATIONAL ACADEMIES OF SCIENCES, ENGINEERING, AND MEDICINE. FOOD AND NUTRITION BOARD (FNB). **Dietary reference intakes for energy.** Washington (DC): National Academies Press, 2023 Jan 17. Disponível em: https://www.ncbi.nlm.nih.gov/books/NBK588659/. doi: 10.17226/26818.

15. PHILIPPI, S. T.; AQUINO, R. C. **Dietética: princípios para o planejamento de uma alimentação saudável.** Barueri: Manole, 2013.

16. SOCIEDADE BRASILEIRA DE PEDIATRIA. **Departamento científico de endocrinologia. Hipovitaminose D em pediatria:** diagnóstico, tratamento e prevenção – Atualização novembro 2024

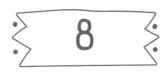

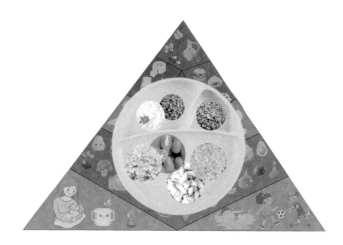

Inteligência Artificial em nutrição infantil: aplicações, benefícios e desafios

Giliane Belarmino
Lara Natacci
Tamara Lazarini

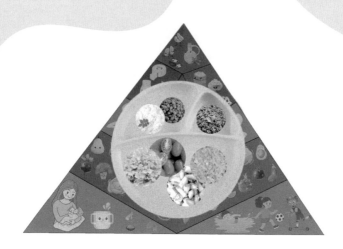

▶ SUMÁRIO

Aplicações práticas, 145

Benefícios, 149

Desafios e considerações éticas, 150

Uso da IA nas mídias sociais para profissionais de saúde, 151

Possibilidades futuras, 152

Referências, 153

Leitura Adicional, 155

O uso da Inteligência Artificial (IA) na área da saúde tem avançado rapidamente, trazendo impactos significativos em diversas especialidades. Na nutrição, a IA se destaca como uma ferramenta inovadora e de apoio para otimizar diagnósticos, personalizar condutas nutricionais, aprimorar os protocolos de atendimento em consultórios e na gestão de mídias sociais, proporcionando maior eficiência e automação de processos na área da saúde. Sua capacidade de processar grandes volumes de dados e identificar padrões contribui para intervenções nutricionais mais precisas e baseadas em evidências.

Apesar de seu potencial, o uso da IA na infância apresenta desafios, incluindo vieses algorítmicos que podem perpetuar desigualdades, além de questões éticas e regulatórias que exigem atenção. Assim, a implementação responsável da IA deve equilibrar seus benefícios clínicos e de pesquisa com a necessidade de garantir segurança, equidade e qualidade no atendimento nutricional.[1]

Este capítulo explora as principais aplicações, benefícios e desafios do uso da IA na prática nutricional voltada para crianças.

APLICAÇÕES PRÁTICAS

O uso da ciência de dados e da estatística tem revolucionado a prática médica ao longo do último século, permitindo avanços significativos na precisão diagnóstica e na personalização do cuidado clínico.[2] À medida que novas tecnologias emergem, os métodos de análise e interpretação de dados se tornam cada vez mais sofisticados, superando a capacidade humana de processamento e exigindo o suporte de algoritmos avançados.[3]

Em nutrição infantil, a adoção de técnicas de *machine learning* tem crescido exponencialmente. Um dos primeiros registros do uso de sistemas computacionais na área aconteceu em 1984, quando foi desenvolvido o SHELP (*System for Hereditary Error in Laboratory of Pediatrics*), um modelo baseado em regras voltado para o diagnóstico de erros inatos do metabolismo.[4] Desde então, a pesquisa evoluiu para incorporar abordagens mais complexas, como aprendizado profundo, processamento de linguagem natural e modelagens estatísticas avançadas. Atualmente, essas ferramentas se baseiam em grandes volumes de informações extraídas de registros eletrônicos de saúde, exames laboratoriais e análises "ômicas", incluindo dados genômicos, proteômicos e metabolômicos.[3]

Dado o imenso volume e a diversidade dessas informações, são categorizadas como *Big Data*, conceito que se refere não apenas à quantidade de dados, mas também à necessidade de soluções tecnológicas especializadas para sua análise. São dados caracterizados por uma alta complexidade e uma rápida atualização, exigindo o emprego de ferramentas como *machine learning*, além de um domínio profundo para extração de padrões e suporte à tomada de decisão.[5]

Diante desse cenário, a compreensão crítica das aplicações IA em nutrição infantil se torna essencial. Em vez de um olhar generalista sobre o tema, a análise de estudos específicos pode fornecer *insights* mais precisos sobre as possibilidades e desafios dessas tecnologias, favorecendo sua incorporação segura e ética na prática clínica.

Diagnóstico e monitoramento

A precisão no diagnóstico e o acompanhamento contínuo são essenciais para a promoção da saúde infantil desde a gestação. A IA tem se destacado como uma ferramenta valiosa nesse processo, possibilitando a análise de dados clínicos e comportamentais para a detecção precoce de condições como diabetes gestacional, hipertensão e deficiências nutricionais. Por meio de algoritmos de *machine learning*, é possível integrar informações sobre sinais vitais, padrões alimentares e outros indicadores de saúde, fornecendo suporte qualificado aos profissionais na tomada de decisões. Além disso, sistemas de IA podem monitorar o crescimento e desenvolvimento infantil, identificando alterações que demandam intervenção precoce.

O avanço da IA na área da saúde deve-se, em grande parte, à sua capacidade de processar grandes volumes de dados e detectar padrões sutis que poderiam passar despercebidos em análises convencionais. No contexto da nutrição infantil, essa tecnologia permite avaliar hábitos alimentares, histórico de saúde e fatores socioeconômicos, fornecendo recomendações nutricionais personalizadas desde a gestação. Esse suporte contribui para intervenções mais assertivas, promovendo um desenvolvimento saudável e prevenindo doenças associadas à má alimentação.[6]

Esse tipo de abordagem é particularmente relevante, considerando que as orientações dietéticas e as necessidades nutricionais variam conforme a idade, o estado de saúde e aspectos culturais.[7] Com isso, a IA contribui para uma compreensão mais ampla e individualizada das demandas nutricionais.[8]

Um exemplo do uso da IA com crianças foi demonstrado em um estudo no qual pesquisadores desenvolveram um modelo de processamento de linguagem natural para analisar prontuários eletrônicos e prever diagnósticos na população infantil. O modelo foi treinado com um grande conjunto de dados, abrangendo mais de 1,4 milhão de atendimentos em um hospital infantil terciário, totalizando 101,6 milhões de registros. Após o treinamento, um sistema hierárquico baseado em classificadores de regressão logística foi implementado para aprimorar a precisão diagnóstica. Os resultados mostraram que o modelo foi capaz de identificar tanto condições comuns, como sinusite aguda, quanto diagnósticos mais complexos, como meningite, encefalite e exacerbação de asma, com alto grau de precisão. Além disso, em testes comparativos com médicos de diferentes níveis de experiência, a IA demonstrou desempenho superior ao de pediatras menos experientes.[9]

Esse estudo, entre outros, destaca o potencial da IA para aprimorar a análise preditiva nos diagnósticos de doenças e ampliar o potencial da nutrição infantil de precisão, utilizando dados eletrônicos de saúde para a criação de modelos diagnósticos mais eficazes e personalizados.

Planejamento de dietas personalizadas

A IA tem revolucionado a personalização das dietas, permitindo intervenções nutricionais mais precisas e eficazes. Sistemas baseados em IA analisam uma ampla gama de dados – como exames laboratoriais, histórico médico, preferências alimentares e restrições dietéticas – para elaborar planos alimentares específicos para cada fase da infância.[10]

Por exemplo, modelos de IA podem adaptar cardápios para gestantes, levando em conta fatores como idade gestacional, peso, condições metabólicas e deficiências nutricionais, garantindo uma nutrição adequada tanto para a mãe quanto para o desenvolvimento fetal e consequentemente impactando no nascimento e na saúde futura do lactente. Da mesma forma para crianças, algoritmos inteligentes ajustam recomendações alimentares considerando alergias, intolerâncias, padrões de crescimento e hábitos alimentares, promovendo assim uma abordagem mais individualizada e eficiente.[11]

Além do planejamento alimentar, a IA aprimora programas de educação nutricional ao personalizar conteúdos conforme o perfil e as necessidades de acordo com cada fase da infância. Isso aumenta o engajamento e melhora a adesão às diretrizes nutricionais recomendadas.[12] A análise de dados em tempo real permite que sistemas de IA acompanhem a eficácia das intervenções, fornecendo *insights* sobre a evolução nutricional e possibilitando ajustes dinâmicos conforme necessário.

Outro avanço significativo são os modelos de linguagem, como o *GPT* da *OpenAI* e o *Gemini* do *Google*, que oferecem suporte à prática nutricional por meio da geração de informações baseadas em evidências científicas. O GPT-3, lançado em 2020, foi treinado com mais de 175 bilhões de parâmetros, enquanto o GPT-4, lançado em 2023, é um modelo multimodal que analisa tanto dados textuais quanto visuais.[1,13,14]

Estudos indicam que o *ChatGPT* tem apresentado respostas adequadas a questões clínicas comuns da infância, como controle de febre e dosagem de antipiréticos, além de demonstrar um nível elevado de empatia quando comparado às respostas de profissionais da área. No entanto, sua eficácia diminui em cenários clínicos mais complexos, como diagnósticos neonatais ou condições crônicas como doenças cardiovasculares e câncer. Além disso, a limitação do treinamento dos modelos com dados até setembro de 2021 restringe seu acesso a atualizações recentes, o que pode comprometer a precisão das recomendações em áreas médicas em constante evolução, como na especialidade pediátrica.[15]

Apesar de seu potencial, a utilização da IA em nutrição exige uma abordagem criteriosa, combinando a tecnologia com o conhecimento e a experiência dos profissionais da área. A validação contínua dos modelos e o uso responsável das recomendações geradas são essenciais para garantir que a personalização e a especificidade das dietas contribuam de forma segura e eficaz para a saúde infantil.

Educação e suporte para pais, cuidadores e profissionais de saúde

A educação nutricional é crucial para promover hábitos alimentares saudáveis. A IA pode ser usada para desenvolver aplicativos e plataformas que fornecem suporte contínuo para pais, cuidadores e profissionais de saúde, oferecendo dicas, receitas e lembretes personalizados. Ferramentas educativas baseadas em IA ajudam nutricionistas e médicos a explicarem conceitos complexos de forma acessível, como a introdução alimentar e a prevenção de alergias alimentares na infância. Essas plataformas também podem incluir *chatbots* que respondem às perguntas comuns e fornecem orientações personalizadas, tornando o suporte mais acessível e eficiente. Ferramentas orientadas por IA podem ainda aumentar a eficiência da prestação de cuidados de saúde ao simplificar a comunicação entre prestadores de cuidados de saúde e pacientes, garantindo que as mães recebam informações oportunas e relevantes sobre suas necessidades nutricionais.[16]

BENEFÍCIOS

O uso de IA em nutrição infantil oferece inúmeros benefícios, que incluem:

- **Precisão no diagnóstico:** algoritmos de IA são capazes de identificar padrões e dados complexos, permitindo diagnósticos mais precisos e rápidos.
- **Otimização do tempo dos profissionais de saúde:** ferramentas de IA automatizam tarefas repetitivas, liberando mais tempo para os profissionais de saúde se concentrarem em aspectos críticos do cuidado e na conexão humana.
- **Personalização do tratamento:** a IA permite a criação de planos nutricionais adaptados às necessidades individuais, considerando fatores como idade, estado de saúde e preferências alimentares.

- **Melhoria na educação e no engajamento:** aplicativos educativos baseados em IA tornam o aprendizado mais interativo e acessível para pais, cuidadores e profissionais.
- **Monitoramento contínuo e adaptativo:** dispositivos e sistemas integrados com IA possibilitam o acompanhamento contínuo, ajustando intervenções sempre que necessário.

DESAFIOS E CONSIDERAÇÕES ÉTICAS

Apesar dos benefícios tangíveis e de curto prazo, o uso da IA na área de nutrição infantil também enfrenta desafios importantes:

- **Privacidade e segurança de dados:** a coleta e o uso de dados pessoais requerem rigorosas medidas de segurança para proteger a privacidade dos pacientes.
- **Qualidade dos dados:** dados imprecisos ou incompletos podem levar a previsões e recomendações falhas, potencialmente exacerbando as disparidades de saúde existentes.[17]
- **Validação científica dos algoritmos:** é essencial que os algoritmos de IA sejam baseados em evidências científicas robustas para garantir sua eficácia e segurança.
- **Desigualdade no acesso às tecnologias:** a implementação de soluções de IA pode não estar disponível para todos, especialmente em comunidades com menor acesso a recursos tecnológicos. Uma grande preocupação é a exclusão digital que existe em muitos países de baixa e média renda, onde o acesso à tecnologia e à conectividade da internet pode ser limitado. Essa disparidade pode dificultar a implementação de soluções orientadas por IA, principalmente em áreas rurais, onde as necessidades de saúde da criança na infância costumam ser as maiores.[18]
- **Importância do toque humano:** embora a IA seja uma ferramenta valiosa, ela não substitui a necessidade de interações humanas empáticas e personalizadas no cuidado nutricional.

Outro desafio é a necessidade de colaboração interdisciplinar entre as partes interessadas, incluindo provedores de saúde, cientistas de dados e

INTELIGÊNCIA ARTIFICIAL EM NUTRIÇÃO INFANTIL: APLICAÇÕES, BENEFÍCIOS E DESAFIOS   151

formuladores de políticas. A integração eficaz da IA em nutrição infantil requer uma compreensão compartilhada das complexidades que cercam as doenças por carência ou por excesso e os fatores socioculturais que influenciam as práticas alimentares.[19] Além disso, reforçam-se as considerações éticas em torno da privacidade e segurança dos dados (LGPD – Lei Geral de Proteção de Dados), que devem ser priorizadas para construir confiança entre os usuários e garantir a conformidade com os regulamentos.[20]

Ainda neste contexto, também há necessidade da validação contínua dos modelos de IA na área da saúde para garantir sua precisão e confiabilidade em populações diversas.[21,22]

USO DA IA NAS MÍDIAS SOCIAIS PARA PROFISSIONAIS DE SAÚDE

A IA tem se tornado uma ferramenta essencial para profissionais de saúde que buscam ampliar sua presença digital nas mídias sociais. Seu uso possibilita uma comunicação mais eficiente e acessível, fortalecendo a imagem do profissional como referência na área e garantindo a produção de conteúdo de qualidade para o público. Destacam-se algumas de suas principais aplicações:[23,24]

1. **Criação de conteúdo:** ferramentas como ChatGPT auxiliam na produção de textos informativos e artigos científicos, enquanto plataformas de design com IA, como Canva e Adobe Sensei, permitem a criação de imagens e vídeos profissionais.
2. **Análise de engajamento e segmentação de público:** algoritmos analisam métricas de interação para otimizar estratégias de comunicação e tornar a segmentação de público mais precisa, promovendo maior alcance e personalização.
3. *Chatbots* **e atendimento automatizado:** sistemas integrados às redes sociais e sites podem responder dúvidas frequentes, agendar consultas e fornecer informações, otimizando o atendimento ao paciente.
4. **Monitoramento de tendências e combate a fake news:** a IA rastreia tendências em nutrição e saúde, ajudando na escolha de pautas relevantes, além de identificar e evitar a disseminação de informações falsas.

POSSIBILIDADES FUTURAS

O futuro da IA em nutrição infantil é promissor, com o desenvolvimento de novas tecnologias que prometem tornar o cuidado e as abordagens com o paciente ainda mais precisos e acessíveis. Entre as tendências emergentes estão o uso de IA para predição de risco de distúrbios alimentares, integração com dispositivos de monitoramento em tempo real, e o uso de plataformas de telemedicina que incorporam algoritmos de IA para fornecer suporte contínuo e remoto. Com o avanço dessas tecnologias, espera-se que a IA ajude a promover uma abordagem mais holística e preventiva no cuidado nutricional e, com isso, o nutricionista e os profissionais de saúde possam se dedicar ainda mais na individualização do atendimento e conexão humana com o paciente.

⋛ TAKE HOME MESSAGES ⋚

1. A IA se destaca como uma ferramenta inovadora para otimizar diagnósticos, personalizar condutas nutricionais e aprimorar o acompanhamento de crianças desde o período gestacional. A IA está revolucionando o campo da nutrição infantil, com aplicações desde o diagnóstico clínico até o suporte educacional.
2. O uso de IA pode melhorar a precisão e a personalização dos cuidados nutricionais.
3. Existem desafios éticos e técnicos que devem ser considerados, como a privacidade de dados. A colaboração entre desenvolvedores de IA e profissionais de saúde é essencial para a implementação bem-sucedida dessas tecnologias.
4. A IA é uma aliada poderosa para profissionais de saúde nas mídias sociais, permitindo uma comunicação mais eficiente, acessível e estratégica. Seu uso consciente e adequado fortalece a autoridade do profissional e assegura a entrega de conteúdo de qualidade ao público.
5. O futuro promete mais integração de IA em dispositivos e sistemas para melhor monitoramento e cuidado contínuo.

REFERÊNCIAS

1. DEMIRBAŞ, K. C.; YILDIZ, M.; SAYGILI, S.; CANPOLAT, N.; KASAPÇOPUR, O. Artificial intelligence in pediatrics: learning to walk together. **Turk Arch Pediatr,** v. 59, n. 2, p. 121-130, 2024.

2. Looking back on the millennium in medicine. **N Engl J Med,** v. 342, n. 1, p. 42-49, 2000.

3. MISRA, S. C.; MUKHOPADHYAY, K. Data harnessing to nurture the human mind for a tailored approach to the child. **Pediatr Res**, v. 93, n. 2, p. 357-365, 2023.

4. SUGIYAMA, K.; HASEGAWA, Y. Computer assisted with a medical diagnosis system for inborn errors of metabolism. **Jpn J Electron Biol Eng**, v. 22, p. 942-943, 1984.

5. MALHOTRA, A.; MOLLOY, E. J.; BEARER, C. F.; MULKEY, S. B. Emerging role of artificial intelligence, big data analysis and precision medicine in pediatrics. **Pediatr Res,** v. 93, n. 2, p. 281-283, 2023.

6. LEE, C.; KIM, S.; KIM, J.; LIM, C.; JUNG, M. Challenges of diet planning for children using artificial intelligence. **Nutrition Research and Practice,** v. 16, n. 6, p. 801, 2022. Disponível em: https://doi.org/10.4162/nrp.2022.16.6.801.

7. GÜLŞEN, M.; YALÇIN, S. S. Fostering tomorrow: uniting artificial intelligence and social pediatrics for comprehensive child well-being. **Turkish Archives of Pediatrics,** v. 59, n. 4, p. 345, 2024. Disponível em: https://doi.org/10.5152/turkarchpediatr.2024.24076.

8. HUANG, X.; YANG, B.; LIU, Q.; ZHANG, R.; TANG, S.; STORY, M. Improving maternal and child nutrition in China: an analysis of nutrition policies and programs initiated during the 2000-2015 millennium development goals era and implications for achieving the sustainable development goals. **Journal of Health Population and Nutrition,** v. 39, n. 1, 2020. Disponível em: https://doi.org/10.1186/s41043-020-00221-y.

9. LIANG, H.; TSUI, B. Y.; NI, H.; et al. Evaluation and accurate diagnoses of pediatric diseases using artificial intelligence. **Nat Med**, v. 25, n. 3, p. 433-438, 2019.

10. KUMARI, P. Investigating the importance of vaccines and childhood nutrition on improving maternal and child health. **IJMRSET,** v. 7, n. 05, p. 10275-10277, 2024.

11. LIKHAR, A.; PATIL, M. Importance of maternal nutrition in the first 1,000 days of life and its effects on child development: a narrative review. **Cureus,** v. 14, n. 10, p. e30083, 2022.

12. GOH, Y.; MARQUIS, G.; COLECRAFT, E.; ARYEETEY, R. Participating in a nutrition-sensitive agriculture intervention is not associated with less maternal time for care in a rural Ghanaian district. **Current Developments in Nutrition,** v. 6, n. 10, p. nzac1 45, 2022.

13. VENERITO, V.; BILGIN, E.; IANNONE, F.; KIRAZ, S. AI is a rheumatologist: a practical primer to large language models for rheumatologists. **Rheumatol (Oxf Engl),** v. 62, n. 10, p. 3256-3260, 2023.

14. OpenAI. **ChatGPT, Overview.** Disponível em: https://openai.com/chatgpt. Acesso em 1º de dezembro de 2024.

15. JOSHI, S.; BISHT, B.; KUMAR, V.; SINGH, N.; PASHA, S. B. J.; SINGH, N.; et al. Artificial intelligence assisted with food science and nutrition perspective for smart nutrition research and healthcare. **Systems Microbiology and Biomanufacturing,** v. 4, p. 86-101, 2024.

16. SHRIVASTAVA, R.; SINGHAL, M.; GUPTA, M.; JOSHI, A. Development of an artificial intelligence-guided citizen-centric predictive model for the uptake of maternal health services among pregnant women living in urban slum settings in India: protocol for a cross-sectional study with a mixed methods design. **Jmir Research Protocols,** v. 12, p. e35452, 2023.

17. DHIVYA, S.; SANGEETHA, T. A review in prediction of malnutrition status using data mining techniques. **Asian Pacific Journal of Health Sciences,** v. 9, n. 1, p. 164-170, 2022.

18. MAHMUDIONO, T.; SEGALITA, C.; ROSENKRANZ, R. R. Socio-ecological model of correlates of double burden of malnutrition in developing countries: a narrative review. **International Journal of Environmental Research and Public Health,** v. 16, n. 19, p. 3730, 2019. Disponível em: https://doi.org/10.3390/ijerph16193730.

19. AUBEL, J.; SL, M.; CUNNINGHAM, K. Introduction: a family systems approach to promote maternal, child and adolescent nutrition. **Maternal and Child Nutrition,** v. 17, n. S1, 2021.

20. KHAN, A. M. Maternal mental health and child nutritional status in an urban slum community in Bangladesh. PLOS Glob Public Health, v. 2, n. 10, p. e0000871, 2022.

21. THOMAS, D.; KLEINBERG, S.; BROWN, A.; CROW, M.; BASTIAN, N.; REISWEBER, N.; et al. Machine learning modeling practices to support the prin-

ciples of AI and ethics in nutrition research. **Nutrition and Diabetes,** v. 12, n. 1, 2022.
22. HOANG, Y. Consistency and accuracy of artificial intelligence for providing nutritional information. **Jama Network Open,** v. 6, n. 12, p. e2350367, 2023.
23. LEE, C. M.; RAGHU, V. K.; ZHANG, M. Applications of artificial intelligence in digital health: current trends and future perspectives. **Journal of Medical Internet Research,** v. 23, n. 10, p. e25785, 2021.
24. OBERMEYER, Z.; EMANUEL, E. J. Predicting the future – big data, machine learning, and clinical medicine. **The New England Journal of Medicine,** v. 375, n. 13, p. 1216-1219, 2016.

LEITURA ADICIONAL

Sugestão de vídeos, podcasts e artigos populares que explicam o uso de IA na nutrição.

- Qual o papel do nutricionista diante da inteligência artificial? Disponível em: https://youtu.be/-uXNq4giIXo?si=whv2mvQFN8f-Ub2X e por meio do QR code abaixo:

- Drauzio Varella: Dietas criadas por inteligência artificial: quais os riscos da prática? Disponível em https://drauziovarella.uol.com.br/alimentacao/dietas-criadas-por-inteligencia-artificial-quais-os-riscos-da-pratica/.
- Como a Inteligência Artificial pode ajudar a conectar profissionais da saúde com os pacientes certos. InCompany PR. Disponível em: https://incompanypr.com.br/como-a-inteligencia-artificial-pode-ajudar-a-conectar-profissionais-da--saude-com-os-pacientes-certos. Acesso em 24 de fevereiro de 2025.
- Revolução da inteligência artificial: uso na saúde traz novas possibilidades. Biblioteca Virtual em Saúde do Ministério da Saúde. Disponível em: https://bvsms.saude.gov.br/revolucao-da-inteligencia-artificial-uso-na-saude-traz-novas-possibilidades/ Acesso em 24 de fevereiro de 2025.

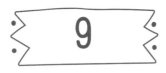

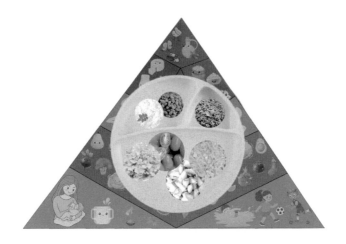

O ambiente alimentar na infância e as medidas usuais de consumo da Pirâmide dos Alimentos

Sonia Tucunduva Philippi
Ana Carolina Leme
Erika Checon Romano

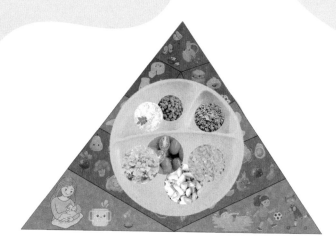

▶ SUMÁRIO

Introdução, 159

O ambiente familiar e sua influência no contexto alimentar, 160

Medidas usuais de consumo: quantidades e porções de alimentos, 165

Referências, 170

INTRODUÇÃO

A Pirâmide dos Alimentos para a população brasileira de Philippi[1] foi utilizada em inúmeros trabalhos científicos, programas de orientação nutricional e rótulos de alimentos e adaptada para crianças, adolescentes e para algumas doenças específicas, além do vegetarianismo. Teve por objetivo traduzir evidências, relacionar padrões alimentares e saúde em recomendações que fossem apropriadas e viáveis tanto do ponto de vista nutricional como social e cultural.

Inicialmente, a Pirâmide dos Alimentos foi desenvolvida para a população adulta,[1] e em 2003 para crianças entre 2-3 anos.[2] A Sociedade Brasileira de Pediatria,[3] em 2012, endossou e adaptou a sua utilização para crianças nas diferentes fases da infância: lactentes (6-24 meses), pré--escolares (2-5 anos), escolares (6-9 anos) e adolescentes (10-19 anos). Todas essas versões com iconográficos infantis foram utilizadas por instituições, trabalhos científicos e pesquisas, mas baseadas nos princípios dos grupos da pirâmide de 1999. Ao longo dos anos algumas atualizações de nomenclaturas dos grupos e valores de porções foram ajustadas. Para o desenvolvimento deste capítulo foi utilizada a versão da Pirâmide dos Alimentos de 2024,[4] com atualização da nomenclatura dos grupos e inclusão de novos alimentos.

A alimentação e os padrões alimentares têm papel importante no crescimento e desenvolvimento das crianças e adolescentes e tendem a se consolidar na vida adulta, estando muitas vezes associados ao ganho de peso e às doenças crônicas não transmissíveis precocemente.[5] O período de transição dietética, da lactação para a alimentação da família, pode ocorrer até os três de anos de vida. Durante esse período de transição, lactentes e crianças estão suscetíveis à ingestão nutricional que pode ser insuficiente para atender as necessidades corporais. As crianças também estão expostas a uma variedade de novos alimentos e às preferências alimentares que são gradualmente estabelecidas. Dessa forma, é fundamental cuidar do ambiente familiar, que influencia nos hábitos e comportamentos das crianças, e que muitas vezes é pautado na observação do consumo dos pais/responsáveis, levando à familiaridade e confiança nas escolhas dos alimentos.[6]

O AMBIENTE FAMILIAR E SUA INFLUÊNCIA NO CONTEXTO ALIMENTAR

Os **padrões dietéticos**[7] na infância representam o perfil geral do alimento e consumo de nutriente, caracterizado por hábitos alimentares usuais. Portanto, é importante conhecer, avaliar e monitorar o padrão do consumo alimentar além da ingestão de nutrientes para melhor compreender a relação entre ingestão de alimentos e saúde infantil. Os padrões alimentares na infância merecem destaque devido ao maior consumo de alimentos hiperpalatáveis, calóricos, e menor para FLV (Frutas, Legumes e Verduras), entre outros alimentos integrais e *in natura*.

O iconográfico da pirâmide dos alimentos busca orientar sobre todos os grupos alimentares, de acordo com suas propriedades nutricionais, evitando classificações, terminologias e estigmatizadores como alimentos "bons" e "ruins", "permitidos e proibidos", "comida de verdade", mas ressaltando o equilíbrio entre os diferentes grupos, visando uma alimentação que atinja as recomendações nutricionais preconizadas por diferentes organizações internacionais e nacionais.[8-10] Vale associar a Pirâmide dos Alimentos com a formação de "competências alimentares" em crianças e adolescentes, pois já foi verificado que indivíduos que apresentavam maiores níveis de competência alimentar apresentavam melhor saúde mental e física.[11] O Modelo de Competência Alimentar de Satter[12] enfatiza o prazer em comer, a autorregulação alimentar, a satisfação do peso corporal e a rotina alimentar regular que incluem uma variedade de alimentos sem focar apenas em nutrientes e energia. A competência alimentar envolve quatro componentes: atitudes alimentares, regulação interna, gerenciamento do contexto alimentar e aceitação alimentar, sendo que a Pirâmide dos Alimentos Infantil pode permitir escolhas alimentares equilibradas e o fortalecimento das competências alimentares.

Em vários momentos foram abordados (ver Capítulos 1, 3 e 4) aspectos e embasamentos técnicos e teóricos sobre como oferecer uma refeição de qualidade para as crianças. Mas um tema torna-se crucial: **Como essas crianças estão fazendo as refeições? Sozinhas em um canto da mesa, mergulhadas em suas telas, muitas vezes sem a supervisão de adultos?** Passamos do clássico e cuidadoso aviãozinho para brincar de abrir a boca, para articuladas e sorrateiras telas que ajudam a

O AMBIENTE ALIMENTAR NA INFÂNCIA E AS MEDIDAS USUAIS DE CONSUMO DA PIRÂMIDE DOS ALIMENTOS   161

"fechar a boca". A realidade das refeições em família, frequentemente relatada durante as consultas nutricionais, revela uma rotina que exige atenção. Compreendemos que, muitas vezes, a correria do dia a dia, especialmente para mães que acumulam múltiplas tarefas, aliada ao desconhecimento e ao desencorajamento, dificulta a presença junto às crianças nos horários das refeições. No entanto, esses momentos são especiais e demandam reflexão, independentemente de quem acompanhe a criança durante a alimentação, pois o monitoramento e a assistência são fundamentais para a aceitação dos alimentos e a formação de bons hábitos alimentares. Nos ambientes escolares como creches e escolas também se recomenda a criação de protocolos para atender a criança nestes momentos, com treinamento dos educadores e cuidadores. Daí a inserção do tema **"ambientes alimentares"** para discutir aspectos familiares como a importância das refeições em família, horário das refeições, formas de apresentar e oferecer os alimentos, os utensílios utilizados para colocar alimentos, autonomia alimentar, locais apropriados e as medidas usuais para as crianças.

O ambiente familiar deve ser entendido como o contexto em que a criança estabelece contato com os alimentos, abrangendo desde a escolha dos diferentes grupos alimentares e formas de preparo até a oferta e apresentação das refeições, incluindo utensílios e mobiliário. Esse ambiente desempenha um papel fundamental na formação dos hábitos infantis, influenciando comportamentos alimentares e contribuindo para a promoção da saúde e o desenvolvimento de hábitos saudáveis. Diversos fatores impactam o ambiente alimentar da família, como recursos financeiros e emocionais, disponibilidade de alimentos em casa, acessibilidade e os estímulos presentes no ambiente familiar.[13]

Um dos aspectos importantes nesse contexto é o horário das refeições e as preferências alimentares da criança, incluindo suas escolhas e rejeições de alimentos. No entanto, permitir que a criança coma a qualquer momento e consuma apenas o que deseja, independentemente do que foi preparado, pode levar a uma inversão de responsabilidades na alimentação. É essencial considerar a divisão de responsabilidades proposta por Satter[12], que foi adaptada neste capítulo pelas autoras (Quadro 1), com base na prática clínica e na observação de ambientes familiares.

162 PIRÂMIDE DOS ALIMENTOS INFANTIL

QUADRO 1   Habilidades e responsabilidades dos pais/cuidadores, e responsabilidades das crianças

Habilidades e responsabilidades de pais/cuidadores	Responsabilidades das crianças
• Ser modelo para as crianças sobre o que e como comer. • Decidir o que, quando, como e onde será oferecida a comida, escolhendo e preparando os alimentos e as refeições. • Providenciar refeições e lanches saudáveis, com todos os grupos alimentares, e adequados nutricionalmente. • Fazer com que os momentos de comer da criança sejam tranquilos e agradáveis. • Ensinar as crianças sobre os alimentos, colocar em prática os bons aspectos do comportamento alimentar. • Evitar categorizar os alimentos em, por exemplo, bons e maus, pois isso contribui para que as crianças apresentem neofobia (dificuldade e medo de provar novos alimentos). • Evitar que as crianças tenham o hábito de "beliscar" ou beber (exceto água) entre as refeições e lanches. • Aceitar que as crianças são únicas e devem ser tratadas com respeito, possibilitando um ambiente alimentar saudável, de acordo com seu biotipo. • Evitar apelidos "carinhosos" como gordinho, fofinho, magrela, que podem estigmatizar comportamentos alimentares não desejáveis. • Evitar prêmios, recompensas ou castigos quando a criança comer ou não comer tudo, estimulando o consumo de grandes e desnecessárias porções.	• Focar e prestar atenção na quantidade que vai comer, aceitando o suficiente para saciedade. • Aprender a comer o que os pais/cuidadores comem. • Aceitar que estão crescendo conforme esperado. • Aprender a se comportar nas refeições para ter autonomia para fazer seu próprio prato, sentar-se à mesa, usar talheres de maneira adequada, mastigar de boca fechada e não falar enquanto come. • Evitar brincadeiras, distrações e principalmente o uso de tela (celular, TV, tablets). • Ajudar nas tarefas domésticas como: preparar os alimentos/refeições, organizar a mesa, tirar os pratos, copos, talheres e lavar a louça com supervisão. • A criança deve ser orientada a se servir com quantidade suficiente e não ser obrigada a comer tudo "raspar ou limpar o prato".

Fonte: adaptado de Satter, E., 2007.[12]

É importante que a criança aprenda a se comportar nos ambientes familiares, institucionais e sociais durante as refeições. Orientar sobre como sentar-se à mesa, usar talheres de maneira adequada, mastigar de boca fechada, não falar enquanto come e, principalmente, não usar telas.

Entender os direitos e deveres tanto dos pais e cuidadores quanto das crianças na hora das refeições torna-se fundamental para um ambiente favorável e saudável, especialmente na aceitação e inclusão de novos alimentos. Nesse sentido, com o intuito de ilustrar melhor esse momento, pode-se imaginar dois cenários com realidades bem distintas: 1. Uma sala com os pais assistindo TV sentados no sofá, a criança sentada à mesa sozinha ouvindo um outro tipo de som em sua tela, e pessoas passando totalmente desconectadas ao momento da refeição; 2. Uma família reunida com uma mesa posta com toalha ou apoios individuais (jogos americanos), pratos, copos e talheres com cores e desenhos infantis e motivadores, conversando sobre fatos corriqueiros do dia. Qual ambiente alimentar seria mais apropriado?

Estudos mostram que **refeições em família**, como exemplificado no segundo cenário, são importantes na promoção da saúde das crianças. Recomenda-se fazer pelo menos uma refeição ao dia, preparando a mesa, com uma aparência bonita e agradável na hora da refeição. Outra forma de familiarizar as crianças com a comida é fazer com que participem da escolha, compra, higienização, do preparo simples de refeição, montagem da mesa e auxílio para retirar a louça da mesa, com supervisão dos adultos.

> As **refeições em família** são momentos em que a maioria ou todos os membros da família compartilham refeições juntos,[7] contribuindo para melhorar a relação da alimentação, com o ambiente alimentar e a saúde da criança. A linha comum na avaliação das refeições em família é como os membros da família compartilham as refeições em conjunto. Nesse sentido, recomenda-se que pelo menos uma refeição principal (almoço ou jantar) seja realizada com a família.

Vários utensílios adaptados para essa fase podem contribuir para melhor aceitação dos alimentos por parte da criança no ambiente alimentar: jogos americanos divertidos, canequinha de água com alcinhas do lado, utensílios infantis com ventosas para ficarem firmes na mesa, faca de plástico para cortar salada, faca e tesouras sem ponta. As facas sem ponta, por exemplo, podem ser usadas para cortar frutas e folhas; e a tesoura sem ponta pode ser usada para picar ervas e temperos. Com algumas adaptações de técnicas e utensílios, as crianças podem participar de etapas importantes na preparação das receitas, fortalecendo sua relação e familiaridade com os alimentos. As atividades devem ser ajustadas conforme a idade da criança, permitindo o manuseio de utensílios e ingredientes de forma segura. Incluir as crianças na rotina da cozinha é uma maneira eficaz de aproximá-las do universo alimentar e das refeições, contribuindo para a aceitação de uma variedade de alimentos e o desenvolvimento de hábitos saudáveis. Dessa forma, ressaltamos a importância de um ambiente de alimentação agradável e estruturado, que favoreça a implementação das orientações tanto no ambiente doméstico quanto em instituições como creches e escolas.[12]

Outro ponto a ser explorado é como e onde os alimentos são ofertados às crianças. Existem para crianças menores os chamados "cadeirões" ou as cadeiras acopladas às mesas, onde a criança é acomodada e os pais/cuidadores oferecem os alimentos. Para as crianças a partir dos 2 anos também são utilizados os mobiliários infantis, com as mesinhas e cadeirinhas menores, e após 4 ou 5 anos a criança já pode se sentar à mesa com os adultos. Todas as possibilidades devem ser avaliadas, permitindo que a autonomia seja exercida, considerando um ambiente seguro, evitando quedas desnecessárias ou acidentes domésticos, muito comuns nesses estágios de vida.

Algumas atitudes positivas devem ser estimuladas, como, por exemplo, dar talheres para que a criança também se sirva do alimento enquanto a porção é oferecida pelo cuidador. Podem ser utilizados babadores em tecido ou outros materiais. Os pratos e copos com ventosas que são fixados nas superfícies evitam quedas ou desequilíbrio do local de apoio. São momentos em que deve haver muita paciência, pois a autonomia da criança está sendo exercitada, assim como também a escolha dos alimentos preferidos. Deve-se evitar andar atrás da criança com o prato na mão, devendo ser criado um ambiente apropriado para receber a refeição, evitando-se distrações. A família deve procurar sentar-se junto à mesa conforme já mencionado, procurando fazer as refeições no mesmo horário.

Um exemplo que podemos considerar é posicionar a cadeirinha da criança junto à mesa, permitindo que ela manipule os alimentos e use as mãos, de preferência em um local que facilite a limpeza. Muitas mães no consultório relatam preocupação com a "bagunça" após as refeições, mas é fundamental destacar a importância desse contato com a comida para o desenvolvimento da criança. Algumas estratégias podem ajudar a minimizar a sujeira, como forrar o chão abaixo da cadeirinha ou posicioná-la em uma área sem tapete, facilitando a limpeza e a organização após as refeições.

Nas creches e instituições de ensino infantil, as refeições no formato *"self-service"* são planejadas para crianças acima de 2 anos, sempre com o auxílio e a supervisão do educador ou cuidador. Durante esse processo, a criança recebe apoio para segurar o prato e se dirigir à mesa para sentar-se. Esse sistema contribui para o desenvolvimento infantil, permitindo a escolha dos grupos alimentares e demonstrando eficiência na promoção da autonomia e na formação de hábitos saudáveis.

As dinâmicas para utilização da Pirâmide dos Alimentos Infantil (PAinf), objetivando a orientação alimentar da criança, encontram-se mais bem descritas no Capítulo 11, com os métodos e técnicas a serem utilizados. Recomenda-se também considerar intervalos entre as refeições para momentos de lazer, distração e aprendizado.

Os aspectos práticos para desenvolvimento das receitas culinárias, com as porções e medidas usuais, estão apresentados no Capítulo 10, possibilitando desenvolvimento de novas habilidades e formação de hábitos alimentares saudáveis.

MEDIDAS USUAIS DE CONSUMO: QUANTIDADES E PORÇÕES DE ALIMENTOS

Os conceitos e a quantificação de porções de alimentos para cada um dos grupos definidos na Pirâmide foram determinados e fixados com valores aproximados e por vezes necessitam de pequenos ajustes, respeitando-se a individualidade da criança, bem como seu estágio de vida.[14,15] Na orientação nutricional, em programas educativos, os padrões de porções, medidas usuais, chamadas de medidas caseiras, modelos de alimentos e fotografias de alimentos, também têm sido utilizados como ajuda na estimativa de medidas quantitativas para cada item de alimentos. Auxílios visuais, como fotografias mostrando diferentes porções, utensílios (copos, pratos, colheres) ou a palma da mão,[16] podem ser utilizados para melhorar a estimativa dos indivíduos quando relatam as quantidades de alimentos.

As porções são práticas para orientar pais/responsáveis por meio de mídias visuais (aplicativos, telas, WhatsApp®, sites da internet, QRCode®, entre outros). Levar em conta o uso de utensílios comuns no dia a dia dessas famílias, tais como *bowls* e canequinhas com alças para crianças, além de ter um exemplo desses utensílios no consultório, pode auxiliar ao fornecer informações dos pais/responsáveis. Por exemplo, ao questionar pais ou cuidadores sobre a alimentação da criança nas últimas 24 horas, ou quais alimentos/bebidas a criança consome e em qual quantidade.

O tamanho das porções de alimentos também foi estimado para muitos alimentos pela Pesquisa de Orçamentos Familiares (POF).[17] Estudos com crianças e adolescentes[18,19] têm demonstrado uma redução na porção de energia consumida de alimentos *in natura*, como FLV e cereais integrais, entre outros, e aumento na porção de alimentos fontes de gorduras saturadas, açúcares livres e sódio. Com isso, a média de ingestão de energia está abaixo das recomendações dietéticas permitidas para grande parte da população, e apesar dessas tendências, excesso de peso e outras doenças relacionadas à dieta são cada vez mais frequentes na infância e adolescência.

Grupos de alimentos para população infantil

Os grupos de alimentos refletem um padrão alimentar, ou seja, um conjunto de alimentos e bebidas que fornecem quantidades semelhantes de nutrientes principais em cada grupo. Por exemplo, os principais nutrientes do Grupo dos Lácteos (leite, iogurte, requeijão e queijo) incluem cálcio e proteínas, enquanto o Grupo FLV (Frutas, Legumes e Verduras) é excelente fontes de vitaminas, minerais, fibras e antioxidantes.

A relação entre certos grupos de alimentos e saúde na infância e adolescência tem sido estudada e é bem estabelecida. Lanches e *fast-*

-foods, devido ao seu elevado teor de gorduras saturadas, sódio e açúcares livres, têm sido identificados como fatores de risco à saúde. Por outro lado, alimentos fontes de fibras, vitaminas e minerais, representados pelas frutas, verduras, legumes, cereais (integrais), carnes e ovos, feijões e produtos lácteos, quando consumidos em equilíbrio, podem favorecer a saúde e qualidade de vida, principalmente em relação à manutenção do peso saudável.[18] Considerando que os grupos de alimentos apresentados na Pirâmide dos Alimentos Infantil (ver Capítulo 3) apresentam potenciais efeitos à saúde da criança, é importante que profissionais da nutrição, saúde e educação, bem como gestores de políticas públicas, saibam identificar os tipos de alimentos e as respectivas porções recomendadas. Levar em consideração os hábitos referentes a cada região do Brasil (ver Capítulo 5), trabalhar com alimentos acessíveis e que fazem parte da cultura familiar, são pontos importantes para que a programação alimentar entre de forma facilitada e eficiente para suprir as metas da recomendação de macro e micronutrientes.

Entendendo as porções dos grupos da Pirâmide e as medidas usuais de consumo

As medidas usuais, também conhecidas como medidas caseiras, são indicativas das formas e quantidades recomendadas para cada porção de alimento nos diferentes grupos alimentares. A informação para o usuário, sejam pais, responsáveis, nutricionistas, pediatras ou gestores, deve ser a mais próxima da sua realidade para viabilizar o planejamento dietético e a orientação sobre a dieta da criança.

O Quadro 2 ilustra as respectivas porções dos principais grupos de alimentos para crianças em medidas usuais de consumo. No Capítulo 3, que aborda os grupos alimentares, é apresentado o número de grupos recomendados de acordo com cada estágio da vida. As orientações devem ser ajustadas e individualizadas conforme as necessidades de cada criança. Todos os valores (peso em gramas) são aproximados e foram utilizados pesos médios, evitando-se as famosas denominações de pequenos, médios e grandes. Outros utensílios que podem ser usados são

1 *bowl* (350 g), 1 xícara de 250 mL, prato infantil, copo infantil, colher de sopa, colher de sobremesa.

QUADRO 2   Exemplos de porções de alimentos consumidos por crianças e medidas usuais

Porção das frutas = 35 kcal
• Banana nanica: ½ unidade (60 g), podendo ser amassada, fatiada ou em rodelas. Banana amassada: 2 colheres de sopa ou 5 rodelas • Suco de laranja: ½ copo (85 mL)

Porção de legumes e verduras = 8 kcal
• Alface: 6 folhas (60 g) • Tomate comum: 2 fatias (40 g) • Cenoura cozida em fatias: 4 fatias (40 g)

Porção de cereais = 75 kcal
• Arroz branco cozido: 2 colheres de sopa (60 g) • Cereal matinal: ½ xicara de chá (21 g) • Pão francês: ½ unidade (25 g)

Porção de carnes e ovos = 65 kcal
• Filé de frango grelhado: ½ unidade (33 g) • Carne moída refogada: 2 colheres de sopa (30 g) • Omelete simples: ½ unidade (25 g)

Porção de leguminosas = 20 kcal
• Feijão, 50% caldo e 50% grãos: 1 colher de sopa (43 g) • Lentilha cozida: 1 colher de sopa (24 g) • Feijão branco cozido: ½ colher de sopa (24 g)

Porção de lácteos = 120 kcal
• Iogurte sabor frutas: 1 unidade (140 mL) • Leite integral: 1 xícara de chá (182 mL) • Queijo minas: 1 ½ fatia (50 g)

Porção de óleos e nozes = 35 kcal
• Azeite de oliva: 1 colher de sobremesa (4 g) • Manteiga: 1 colher de sobremesa (5 g)

Enfatiza-se há muitos anos, juntamente com outros guias alimentares, que a Pirâmide dos Alimentos tem se destacado como instrumento essencial em programas educativos em diversas instituições de ensino, tanto para orientação do equilíbrio alimentar, como para que a alimentação atenda as recomendações nutricionais preconizadas por diferentes organizações científicas nacionais e internacionais. A Pirâmide Alimentar Infantil (PAinf) apresenta conceitos atualizados e uma comunicação visual lúdica, facilitando a memorização e o aprendizado. Esse material se torna um importante aliado para os profissionais que trabalham com o público infantil, tornando esse conhecimento mais acessível e aplicável.

O ambiente alimentar desempenha um papel fundamental no desenvolvimento dos hábitos alimentares infantis, proporcionando não apenas uma base para escolhas saudáveis, mas também um espaço de reflexão para pais e/ou responsáveis, pediatras, nutricionistas, educadores, demais profissionais da saúde e gestores de políticas públicas. Compreender a importância desse cenário é essencial para promover uma alimentação equilibrada e contribuir para a saúde e o bem-estar das crianças ao longo da vida.

⋝ TAKE HOME MESSAGES ⋜

1. O ambiente familiar tem um papel importante nos hábitos alimentares das crianças, sobretudo nas refeições em família, com a presença de pelo menos um membro familiar.

2. O planejamento das refeições em família envolve o horário, as preparações, oferta e os locais da sua realização.

3. Os pais/responsáveis devem encorajar a autonomia alimentar das crianças, como uso de utensílios e medidas usuais de consumo adequadas.

4. Cenário agradável e estruturado para a criança deve favorecer a adoção das práticas alimentares e orientações no ambiente alimentar, quer seja em casa, nas escolas ou nas creches.

5. As medidas usuais de consumo indicam as quantidades médias recomendadas para cada porção de alimento nos diferentes grupos de alimento.

> 6. A Pirâmide Alimentar Infantil, suas porções e respectivas medidas usuais devem ser incentivadas na rotina alimentar, pois inovam na comunicação visual e lúdica, facilitando a memorização, o aprendizado e promovendo conhecimento mais didático e acessível para as crianças.

REFERÊNCIAS

1. PHILIPPI, S. T.; LATTERZA, A. R.; CRUZ, A. T. R.; RIBEIRO, L. C. Pirâmide Alimentar Adaptada: Guia para escolha dos alimentos. **Rev Nutr**, v. 12, p. 65-80, 1999.

2. PHILIPPI, S. T.; CRUZ, A. T. R.; COLUCCI, A. C. A. Pirâmide Alimentar para crianças de 2 a 3 anos. **Rev Nutr**, v. 16, p. 5-19, 2003.

3. SBP. **Manual de orientação para a alimentação do lactente, do pré-escolar, do escolar, do adolescente e na escola**. Rio de Janeiro: SBP, 2012.

4. PHILIPPI, S. T. **Pirâmide dos Alimentos: Fundamentos básicos da nutrição**. 4. ed. Barueri: Manole, 2024.

5. OGATA, B. N.; HAYES, D. Position of the Academy of Nutrition and Dietetics: Nutrition guidance for healthy children ages 2 to 11 years. **Journal of the Academy of Nutrition and Dietetics**, v. 114, n. 8, p. 1257-76, 2014.

6. BIRCH, L. L.; FISHER, J. O. Development of eating behaviors among children and adolescents. **Pediatrics**, v. 101, Supplement 2, p. 539-49, 1998.

7. BOWMAN, S. A.; CLEMENS, J. C. **Food Pattern food group intakes of children 2 to 5 years: what we eat in America, NHANES 2017-2018**. In: FSRG Dietary Data Briefs [Internet]. Beltsville (MD): United States Department of Agriculture (USDA); 2010 [Citado 1o de fevereiro de 2025]. Disponível em: http://www.ncbi.nlm.nih.gov/books/nbk588576/.

8. WILLETT, W.; ROCKSTRÖM, J.; LOKEN, B.; SPRINGMANN, M.; LANG, T.; VERMEULEN, S.; et al. Food in the Anthropocene: The EAT-Lancet Commission on Healthy Diets from Sustainable Food Systems. **Lancet**, v. 393, n. 10170, p. 447-92, 2019.

9. WORLD HEALTH ORGANIZATION. **Healthy Diet** [Internet]. 2020 [Citado 9 de fevereiro de 2024]. Disponível em: https://www.who.int/news-room/fact-sheets/detail/healthy-diet.

10. INSTITUTE OF MEDICINE. **Dietary Reference Intakes** [Internet]. USA: Government Health; 2023 [Citado 19 de abril de 2024]. Disponível em: https://health.gov/our-work/nutrition-physical-activity/dietary-guidelines/dietary-reference-intakes.

11. DE QUEIROZ, F. L. N.; RAPOSO, A.; HAN, H.; NADER, M.; ARIZA-MONTES, A.; ZANDONADI, R. P. Eating competence, food consumption and health outcomes: an overview. **Int J Environ Res Public Health**, v. 9, n. 8, p. 4484, 2022.

12. SATTER, E. Eating competence: definition and evidence for the Satter Eating Competence Model. **Journal Of Nutrition Education And Behavior**, v. 39, n. 5, Supplement, p. S142-53, 2007.

13. HAINES, J.; HAYCRAFT, E.; LYTLE, L.; NICKLAUS, S.; KOK, F. J.; MERDJI, M.; et al. Nurturing children's healthy eating: position statement. **Appetite**, v. 137, p. 124-33, 2019.

14. OVASKAINEN, M. L.; PATURI, M.; REINIVUO, H.; HANNILA, M. L.; SINKKO, H.; LEHTISALO, J.; et al. **Accuracy in the estimation of food servings against the portions in food photographs**, Eur J Clin Nutr, v. 62, n. 5, p. 674-81, 2008.

15. YOUNG, L. R.; NESTLE, M. Portion sizes in dietary assessment: issues and policy implications. **Nutrition Reviews**, v. 53, n. 6. p. 149-58, 1995.

16. DIETITIANS OF CANADA. **Unlock food** [Internet]. 2025 [Citado 4 de fevereiro de 2025]. Disponível em: https://www.unlockfood.ca/en/default.aspx.

17. IBGE. **Pesquisa de orçamentos familiares: 2017-2018: Análise do consumo alimentar pessoal no Brasil**. Rio de Janeiro: Instituto Brasileiro de Geografia e Estatística, 2020 [Citado 20 de julho de 2024], p. 114. Disponível em: https://biblioteca.ibge.gov.br/index.php/biblioteca-catalogo?view=detalhes&id=2101742.

18. FLIEH, S. M.; MIGUEL-BERGES, M. L.; HUYBRECHTS, I.; BREIDENASSEL, C.; GRAMMATIKAKI, E.; DONNE, C. L.; et al. Food portion sizes and their relationship with energy, and nutrient intakes in adolescents: The HELENA study. **Nutrition**, v. 106, p. 111893, 2023.

19. PORTER, A.; TOUMPAKARI, Z.; KIPPING, R.; SUMMERBELL, C.; JOHNSON, L. Where and when are portion sizes larger in young children? An analysis of eating occasion size among 1·5-5-year-olds in the UK National Diet and Nutrition Survey (2008-2017). **Public Health Nutr**, v. 25, n. 12, p. 1-12, 2021.

20. FULKERSON, J. A.; LARSON, N.; HORNING, M.; NEUMARK-SZTAINER, D. A review of associations between family or shared meal frequency and dietary and weight status outcomes across the lifespan. **J Nutr Educ Behav**, v. 46, n. 1, p. 2-19, 2014.

10

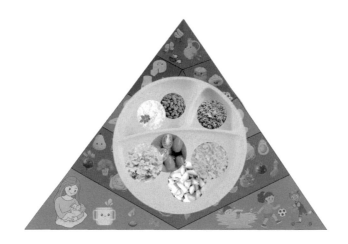

Receitas nutritivas para crianças: explorando os grupos alimentares da PAinf

Alessandra Fontes Ferreira da Silva Guerra
Tamara Lazarini
Clariana Colaço
Sonia Tucunduva Philippi

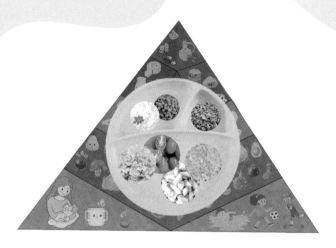

▶ SUMÁRIO

Receitas para café da manhã e lanches, 177

Receitas para almoço e jantar, 192

Referências, 221

As receitas deste capítulo estão disponíveis em versão colorida para download. Utilize o QR code abaixo, faça seu cadastro e digite o voucher:
PIRAMIDEALI

O ato de alimentar uma criança de forma adequada, garantindo uma boa oferta e ingestão de alimentos, muitas vezes é desafiador. Mas para assegurar o crescimento saudável, o desenvolvimento cognitivo e a formação de hábitos saudáveis, há necessidade de um planejamento dietético adequado com orientações práticas, para execução das receitas culinárias que irão compor o dia alimentar da criança. Muitos desses desafios surgem ao compor as refeições com a presença de alimentos de todos os grupos alimentares da **PAinf (Pirâmide Alimentar Infantil)**. As receitas culinárias desenvolvidas e sugeridas para este capítulo buscam traduzir as recomendações nutricionais e as orientações sobre escolhas alimentares, aliadas à aceitação da criança e às condições de preparo dos alimentos, preservando o valor nutritivo e valorizando os aspectos sensoriais dos alimentos como cor, sabor, textura e consistência.

Os aspectos práticos da orientação nutricional voltados para o público infantil devem apresentar estratégias para incentivar uma alimentação equilibrada e prazerosa, tornando as refeições mais convidativas e divertidas. Com criatividade e adaptações, considerando o acesso aos alimentos, os hábitos regionais e a sazonalidade, é possível oferecer uma alimentação capaz de encantar os olhos e agradar o paladar das crianças, e ao mesmo tempo garantir que os diferentes grupos alimentares da PAinf forneçam os nutrientes essenciais para o crescimento e desenvolvimento.

A partir dos grupos alimentares da PAinf foram planejadas e desenvolvidas 20 receitas com sugestões de refeições, contemplando opções para o café da manhã, lanches intermediários, almoço e jantar.

A redação de todas as receitas seguiu o protocolo de Philippi[4,5] adotado nos livros de Técnica Dietética e Pirâmide dos Alimentos, que inclui o nome da preparação, os ingredientes na ordem de preparo, as medidas usuais de consumo (colher, xicara etc.), o peso em gramas e outras informações no formato de dicas, como, por exemplo, sobre a substituição de alimentos no mesmo grupo.

Na composição das receitas foram consideradas a cor, textura, consistência dos alimentos, assim como os utensílios onde devem ser colocadas as preparações. Foram utilizados alimentos crus, assados, grelhados, cozidos, possibilitando variabilidade de texturas, consistências e sabores. Também foram sugeridos e utilizados equipamentos como micro-ondas, *air fryer*, *freezer*, panelas e frigideiras "antiaderentes". Essas orientações têm por objetivo preservar o valor nutritivo dos alimentos, apoiadas em técnicas dietéticas mais apropriadas à alimentação infantil.

As quantidades foram sempre estimadas com base nos valores médios aproximados, evitando-se terminologias como pequeno, grande, rasa, cheia. O modo de preparo (passo a passo) foi descrito em linguagem simples, para possibilitar a reprodução da receita, com informações sobre o rendimento (número de porções), cálculo do valor nutritivo (calorias, macronutrientes e fibras), além de destacar a presença dos grupos alimentares da PAinf, com o intuito de atender às diferentes necessidades nutricionais e preferências alimentares da criança.

A adição de sal nas receitas foi quantificada, mas deve ser observada e ajustada sempre, recomendando-se o uso com moderação. Tanto o chamado sal de cozinha como o sal do Himalaia devem ser usados com muito cuidado. O mesmo se aplica aos óleos, gorduras e açúcares quando necessários.

Ervas e especiarias como cheiro-verde, salsinha, cebolinha, coentro, hortelã, alecrim, sálvia, cúrcuma, páprica e canela devem ser utilizadas, assim como alimentos como cogumelos e queijos, para realçar o "umami" – conhecido como o quinto sabor (ao lado do doce, salgado, azedo e amargo). Esses ingredientes não apenas intensificam o sabor das preparações, mas também contribuem para uma melhor aceitação por parte das crianças.

Nas receitas foram sugeridas dicas para diversificar e incentivar todos os grupos alimentares da PAinf, possibilitando melhores escolhas de acordo com a disponibilidade dos alimentos, sazonalidade e região geográfica.

Todas as receitas foram testadas, mas estão sujeitas a variações dependendo dos alimentos, mensuração e tipo de equipamento, devendo ser ajustadas à realidade de cada família e características individuais da criança.

Foram elaboradas 10 receitas para o café da manhã e lanches intermediários, além de outras 10 para o almoço e jantar das crianças.

As fotos de cada preparação culinária são meramente ilustrativas e retratam o preparo real das receitas desenvolvidas para este capítulo.

RECEITAS PARA CAFÉ DA MANHÃ E LANCHES

O café da manhã é essencial para repor as energias após o jejum noturno, fornecendo nutrientes necessários para o desempenho cognitivo e físico das crianças ao longo do dia. O café da manhã está associado a maior atenção no aprendizado, maior rendimento escolar e menor propensão ao consumo excessivo de calorias nas refeições subsequentes.[1-3]

Os lanches intermediários, realizados entre as principais refeições, devem ser planejados para manter o equilíbrio energético e evitar longos períodos de jejum, que podem levar à irritabilidade e à fome excessiva. Um estudo nacional analisou os hábitos alimentares de 1.391 crianças brasileiras de 4 a 6 anos e revelou que 98,2% delas consumiam lanches intermediários. Esses lanches eram compostos, em média, por três grupos de alimentos: frutas, biscoitos e iogurtes. No entanto, o consumo de açúcares adicionados nesses lanches aproximou-se do limite diário recomendado pela Organização Mundial da Saúde (OMS), especialmente na região Centro-oeste, onde o consumo atingiu 131,5% do limite.[1]

Outro estudo, publicado no *International Journal of Nutrology*, avaliou os lanches intermediários de 2.365 crianças brasileiras de 7 a 11 anos. Os resultados mostraram que 97,4% das crianças realizavam esses lanches, que eram compostos, em média, por 2,9 grupos de alimentos. Observou-se um consumo expressivo de açúcares adicionados e sódio, ultrapassando os limites diários recomendados pela OMS, o que pode impactar negativamente na saúde infantil.[2]

Segundo as diretrizes atualizadas e preconizadas pela Sociedade Brasileira de Pediatria,[3] a composição de lanches intermediários deve representar entre 10% e 15% das necessidades nutricionais diárias e eles devem ter a presença de uma fruta, um tipo de carboidrato e uma fonte de proteína, preferencialmente láctea, ou seja, o Grupo das FLV (Frutas, Verduras e Legumes), dos Cereais e dos Lácteos, respectivamente.

As receitas desenvolvidas para o **café da manhã e lanches intermediários** foram:

1. Pão prático de micro-ondas
2. Pão integral com patê de ovo
3. Banana amassada com leite em pó, aveia e morango
4. Mingau de banana com aveia e uva-passa
5. Panquecas recheadas com queijo
6. Muffin de frango com legumes
7. Minipão de mandioquinha com pastinha de atum
8. Crepe de banana com uva verde
9. Torta integral de atum
10. Tapioca com queijo e tomate

1. PÃO PRÁTICO DE MICRO-ONDAS

Ingredientes

- 1 ovo (50 g)
- 2 colheres de sopa de iogurte natural (40 g)
- 2 colheres de sopa de farinha de aveia (20 g)
- 1 colher de chá de fermento (3 g)
- 1 colher de chá de azeite de oliva (3 g)
- ½ colher de café de sal (2 g)
- 1 colher de chá de manteiga para tostar (5 g)

Modo de preparo

1. Em um pote de vidro quadrado (~13 x 13 cm), coloque o ovo, o iogurte natural, o azeite, a farinha de aveia e o sal. Misture bem.

2. Em seguida, adicione o fermento e mexa levemente.
3. Coloque no micro-ondas por aproximadamente 2 minutos e 30 segundos (variável de acordo com a potência).
4. Retire do micro-ondas.
5. Corte o pão ao meio. Passe a manteiga e doure em uma frigideira aquecida ou na sanduicheira de chapa lisa. Sirva com as frutas e um copo de leite.

Dica: você pode deixar o pão ainda mais saboroso, incluindo queijo parmesão e orégano ou outros temperos da sua preferência. Como sugestão de refeição, pode-se incluir ½ pêssego (40 g) com 4 uvas (50 g) e ½ xícara de chá de leite (90 mL).

Rendimento: 2 porções.

Valor nutritivo por porção: 111 kcal (8,1 g de carboidratos, 4,1 g de proteínas, 6,7 g de lipídios e 1 g de fibras).

Grupos alimentares: pão (cereais + ovos + lácteos) + pêssego e uva (frutas) + leite (lácteos).

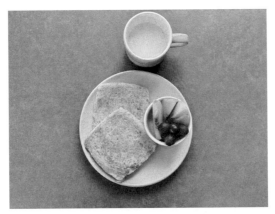

Sugestão de refeição: pão prático de micro-ondas + pêssego e uva + leite

2. PÃO INTEGRAL COM PATÊ DE OVO

Ingredientes

- 1 ovo cozido (50 g)
- 1 colher de sobremesa de creme de ricota ou requeijão (15 g)
- 1 colher de chá de cebolinha (2 g)
- 1 colher de chá de azeite de oliva (3 g)
- ½ colher de café de sal (2 g)
- 1 fatia de pão integral (25 g)

Modo de preparo

1. Amasse o ovo cozido com ajuda de um garfo, acrescente o creme de ricota e os temperos e misture bem.
2. Está pronto. Sirva no pão integral e acompanhe com uma porção de mamão picado.

Dica: no lugar do pão integral, o patê pode ser servido com torradas. Como sugestão de refeição, pode-se incluir ½ mamão papaia picado (90 g).
Rendimento: 2 porções.
Valor nutritivo por porção: 102 kcal (5,7 g de carboidratos, 5,3 g de proteínas, 6,3 g de lipídios e 0,9 g de fibras).
Grupos alimentares: pão (cereais) + patê (lácteos + ovo) + mamão (frutas).

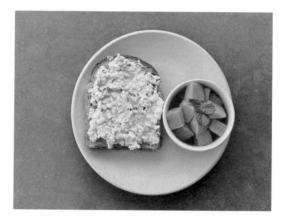

Sugestão de refeição: pão integral com patê de ovo + mamão

3. BANANA AMASSADA COM LEITE EM PÓ, AVEIA E MORANGO

Ingredientes

- 1 banana (70 g)
- 2 colheres de sopa de leite em pó (20 g)
- 2 colheres de sopa de aveia em flocos finos (25 g)
- 2 morangos (26 g)
- ½ colher de café de canela em pó (opcional) (1 g)

Modo de preparo

1. Amasse a banana. Adicione o leite em pó e continue amassando até o leite incorporar todo na banana.
2. Polvilhe aveia em flocos e canela. Sirva com rodelas de banana e morango.

Dicas: ao invés de amassar a banana, você pode servir em rodelas com canela e substituir o leite em pó por um copo de leite. A banana pode ser substituída por abacate, mamão, manga ou morango. Como sugestão de refeição, pode-se incluir ½ xícara de chá de leite (90 mL).

Rendimento: 2 porções.

Valor nutritivo por porção: 143 kcal (20,7 g de carboidratos, 4,5 g de proteínas, 4,1 g de lipídios e 2,4 g de fibras).

Grupos alimentares: banana e morango (frutas) + aveia (cereais) + leite (lácteos).

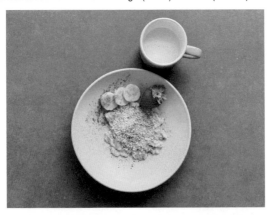

Sugestão de refeição: banana amassada com leite em pó, aveia e morango + leite

4. MINGAU DE BANANA COM AVEIA E UVA-PASSA

Ingredientes

- 1 banana bem madura (50 g)
- 3 colheres de sopa de aveia em flocos finos (30 g). Opção: 1 colher de sobremesa farinha de linhaça (3 g)
- ½ xícara de chá de leite pasteurizado (80 mL)
- 2 colheres de sopa de leite em pó (20 g). Opção: 1 colher de sopa de leite de coco em pó
- 1 colher de sopa cheia de uvas-passas (12 g)
- ½ colher de café de canela em pó (opcional) (1 g)

Modo de preparo

1. Amasse bem a banana. Misture a aveia, o leite em pó e o leite.
2. Leve ao fogo baixo até atingir a consistência de mingau.
3. Coloque em um *bowl* ou prato. Polvilhe a canela e as uvas-passas (opcional).

Dicas: a uva-passa, a farinha de linhaça e a canela podem ser levadas ao fogo junto com os outros ingredientes. No lugar da banana pode-se usar maçã ralada ou em cubos. No lugar do leite, pode-se adicionar água. As uvas-passas podem ser substituídas por outras frutas desidratadas como ameixa preta, damasco, tâmaras.

Rendimento: 2 porções.

Valor nutritivo por porção: 181 kcal (25,6 g de carboidratos, 6,2 g de proteínas, 5,5 g de lipídios e 2,5 g de fibras).

Grupos alimentares: banana (frutas) + leite (lácteos) + aveia (cereais).

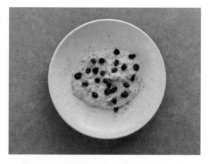

Sugestão de refeição: mingau de banana com aveia e uva-passa

5. PANQUECAS RECHEADAS COM QUEIJO

Ingredientes

- 1 ovo (50 g)
- 2 colheres de sopa de farinha de aveia (20 g)
- 1 colher de sopa de leite (18 g) ou iogurte (20 g) ou creme de ricota (25 g)
- 1 colher de café de orégano (5 g)
- ½ colher de café de sal (2 g)
- 1 fatia de queijo minas padrão ou meia cura (30 g) para rechear

Modo de preparo

1. Coloque o ovo, aveia, leite e temperos em um recipiente e bata com um garfo para homogeneizar bem. Pode-se usar um miniprocessador para obter uma massa mais lisa.
2. Aqueça uma frigideira antiaderente, unte com um fio de azeite de oliva e despeje a massa. Você pode dividir a massa e fazer duas panquecas.
3. Faça movimentos circulares para que a massa se espalhe por toda a frigideira.
4. Espere até a massa se soltar do fundo, vire a panqueca e deixe grelhar do outro lado.
5. Recheie com queijo e enrole a panqueca. Sirva as panquecas acompanhadas de uma porção de frutas.

Dicas: varie o recheio das panquecas; no lugar do queijo, use atum, carne moída, frango desfiado ou creme de ricota. Podem ser usadas frutas regionais e da época como graviola, açaí, figo, caqui, abacate. Como sugestão de refeição, pode-se incluir 1 kiwi (56 g) com sementes de romã a gosto.

Rendimento: 1 porção (2 panquecas pequenas).

Valor nutritivo por porção: 133 kcal (8,9 g de carboidratos, 7,5 g de proteínas, 7,2 g de lipídios e 1,4 g de fibras).

Grupos alimentares: panqueca (ovos + cereais + lácteos) + kiwi e romã (frutas).

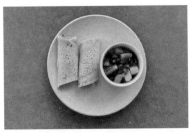

Sugestão de refeição: panquecas recheadas com queijo + kiwi e romã

6. MUFFIN DE FRANGO COM LEGUMES

Ingredientes

- 2 xícaras de chá de frango cozido e desfiado (250 g)
- 4 ovos (200 g)
- 1 ½ xícara de chá de farinha de aveia (150 g)
- ½ xícara de chá de couve-flor higienizada e ralada (50 g)
- ½ xícara de chá de brócolis higienizado e ralado (50 g)
- 5 tomates-cereja higienizados (50 g)
- 1 colher de chá de cheiro-verde bem picadinho (10 g)
- 1 colher de chá de alho ralado (10 g)
- ½ colher de café de sal (2 g)
- 5 colheres de sopa de queijo parmesão ralado para gratinar (50 g)

Modo de preparo

1. Misture todos os ingredientes, tempere e coloque em formas de silicone individuais.
2. Salpique o parmesão por cima e leve ao forno por 20 minutos a 200°C ou até dourar.

Dicas: pode-se congelar os muffins por até 3 meses. Retirar das forminhas, colocar em saquinhos próprios para alimentos e levar ao freezer. Na hora de descongelar, deixar de um dia para o outro na geladeira ou levar ao micro-ondas até ficarem macios e quentinhos. Varie os recheios, como, por exemplo: atum com espinafre ou queijo + abobrinha italiana + tomate e orégano ou tomate seco com ricota e manjericão. Como sugestão de refeição, pode-se incluir 1 laranja (75 g).

Rendimento: 8 porções (16 minimuffins de 50 g cada).

Valor nutritivo por porção: 205 kcal (13,5 g de carboidratos, 17,7 g de proteínas, 8,4 g de lipídios e 2,3 g de fibras).

Grupos alimentares: muffin (carnes + cereais + legumes e verduras) + laranja (frutas).

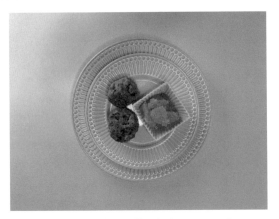

Sugestão de refeição: muffin de frango com legumes

7. MINIPÃO DE MANDIOQUINHA COM PASTINHA DE ATUM

MINIPÃO DE MANDIOQUINHA

Ingredientes

- 2 ½ xícaras de chá de mandioquinha higienizada e descascada (400 g)
- 3 colheres de sopa de água (30 mL)
- 3 colheres de sopa de azeite (30 mL)
- ½ colher de café de sal (1,5 g)
- 1 xícara de chá de polvilho azedo (100 g)
- 1 xícara de chá de polvilho doce (100 g)
- 5 colheres de sopa de queijo parmesão ralado (50 g)

Modo de preparo

1. Cozinhe as mandioquinhas até ficarem bem macias, retire da água e processe. Reserve.
2. Em uma panela, misture a água com o azeite e o sal.
3. Leve ao fogo para aquecer.

4. Quando levantar fervura, adicione o polvilho, desligue e amasse até formar uma massa bem homogênea. Se necessário, coloque mais água fervente.
5. Misture com a mandioquinha já cozida e morna. Acrescente o queijo ralado fino e continue amassando até ficar homogênea.
6. Faça bolinhas ou palitinhos.
7. Leve ao forno, pré-aquecido a 200°C, por aproximadamente 20 minutos ou até dourar.

Dicas: você pode fazer as bolinhas ou palitinhos e congelar antes de assar. Para isso, congele as bolinhas ou palitinhos em uma forma e, após estarem bem firmes, coloque em saquinhos para não grudarem. Depois, é só assar no forno ou na *air fryer*. A validade no freezer é de 3 meses. A melancia pode ser oferecida em cubinhos e há opção para sucos com outras frutas como tangerina, abacaxi, pitanga, acerola, cupuaçu, graviola. Como sugestão de refeição, pode-se acrescentar o suco de melancia.

Rendimento: 10 porções (20 minipãezinhos de 30 g cada).

Valor nutritivo por porção: 154 kcal (24,8 g de carboidratos, 2,7 g de proteínas, 4,6 g de lipídios e 1,4 g de fibras).

Grupos alimentares: pão (cereais + lácteos) melancia (frutas).

PASTINHA DE ATUM

Ingredientes

- 1 lata de atum sólido em água (120 g)
- 4 colheres de sopa de creme de queijo ou requeijão (100 g)
- ½ xícara de cenoura higienizada e ralada (50 g)
- 1 colher de chá de cheiro-verde bem picadinho (10 g)
- ½ colher de café de sal (2 g)

Modo de preparo

1. Retire o excesso de água do atum.
2. Em uma tigela, coloque todos os ingredientes e misture bem.
3. Mantenha na geladeira por até 3 dias em pote hermeticamente fechado.

RECEITAS NUTRITIVAS PARA CRIANÇAS: EXPLORANDO OS GRUPOS ALIMENTARES DA PAINF   187

Dicas: você pode usar o recheio para sanduíche, no crepe, na tapioca, no wrap ou em panquecas. O atum pode ser substituído pela sardinha, em molho de tomate ou óleo, mas com atenção (sem espinhas).

Rendimento: 4 porções.

Valor nutritivo por porção: 106 kcal (2,3 g de carboidratos, 10,5 g de proteínas, 6,1 g de lipídios e 0,4 g de fibras).

Grupos alimentares: carnes + lácteos + legumes e verduras.

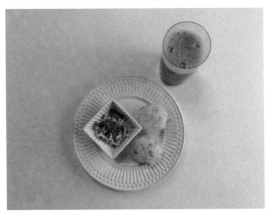

Sugestão de refeição: minipão de mandioquinha com pastinha de atum + suco de melancia

8. CREPE DE BANANA COM UVA VERDE

Ingredientes

- 1 banana bem madura (70 g)
- 2 colheres de sopa de aveia em flocos (30 g)
- 1 ovo (50 g)
- 1 colher de café de fermento em pó (3 g)
- ½ colher de café de canela em pó (opcional) (1 g)
- 5 uvas verdes sem sementes (80 g)

Modo de preparo

1. Bata todos os ingredientes (menos as uvas) com o auxílio de um *mixer* ou liquidificador.
2. Em uma frigideira antiaderente, coloque um pouco da massa formando discos pequenos.
3. Tampe e deixe cozinhar em fogo baixo, até a panquequinha ficar bem dourada e firme e, então, vire para dourar do outro lado.
4. Pique as uvas verdes sem sementes e recheie o crepe. Sirva a seguir.

Dicas: se desejar, coloque um fio de mel e outras frutas picadas para acompanhar, como mamão, pitaia, manga, mirtilo, morango, caju ou ameixa vermelha. Como sugestão de refeição, pode-se incluir 1 iogurte natural (150 g).

Rendimento: 2 porções (4 crepes pequenos).

Valor nutritivo por porção: 172 kcal (25,7 g de carboidratos, 5,7 g de proteínas, 4,6 g de lipídios e 2,7 g de fibras).

Grupos alimentares: crepe (cereais + frutas + ovos) + iogurte (lácteos).

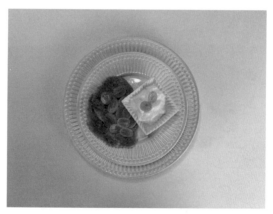

Sugestão de refeição: crepe de banana com uva verde + iogurte natural

9. TORTA INTEGRAL DE ATUM

Ingredientes da massa

- 1 ½ xícara de chá de leite (240 mL)
- 1 xícara de chá de farinha de trigo integral (120 g)
- 2 ovos (100 g)
- ½ xícara de chá de azeite extravirgem (100 mL)
- ½ cebola pequena bem picadinha (50 g)
- 1 colher de chá de fermento em pó (5 g)
- ½ colher de café de sal (2 g)

Ingredientes do recheio

- 1 lata de atum sólido em água (120 g)
- 4 fatias de queijo branco tipo minas (100 g)
- ½ cebola roxa pequena finamente fatiada (50 g)
- ½ xícara de chá de espinafre higienizado (30 g)
- ½ colher de café de sal (2 g)

Para finalizar

- 1 xícara de chá de queijo de parmesão ralado (100 g)
- 2 colheres de sopa de gergelim tostado (20 g)
- 1 colher de café de orégano seco (5 g)

Modo de preparo

1. Bata todos os ingredientes da massa no liquidificador e coloque parte em uma travessa refratária ou forminhas individuais de silicone.
2. Em um *bowl*, misture todos os ingredientes do recheio e tempere.
3. Cubra a massa com o atum já temperado, coloque mais massa e finalize com gergelim, parmesão ralado e orégano ou ervas frescas.

Dicas: outras sugestões de recheio incluem frango desfiado, carne moída com vegetais, cenoura e abobrinha raladas, queijo branco e tomatinhos. As frutas podem ser variadas, como laranja, melão, maçã, pera, pêssego ou nectarina. As ervas podem ser manjerícão, alecrim, salsinha, orégano ou tomilho. Como sugestão de refeição, pode-se incluir 1 tangerina (75 g).

Rendimento: 6 porções (6 tortinhas de 60g cada).

Valor nutritivo por porção: 457 kcal (21,2 g de carboidratos, 20,6 g de proteínas, 31,4 g de lipídios e 3,6 g de fibras).

Grupos alimentares: torta (lácteos + cereais + ovos + carnes+ óleos) + tangerina (frutas).

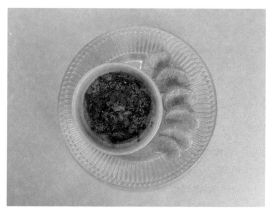

Sugestão de refeição: torta integral de atum + tangerina

10. TAPIOCA COM QUEIJO E TOMATE

Ingredientes

- 1 xícara de chá de tapioca (100 g)
- 2 colheres de sopa de linhaça (20 g)
- ½ xícara de chá de tomate higienizado e picado (50 g)
- 2 fatias de queijo muçarela (20 g)
- 1 colher de café de orégano seco (5 g)

Modo de preparo

1. Misture a tapioca com a linhaça.
2. Em uma frigideira quente, coloque a mistura, espalhe bem e deixe firmar.
3. Vire, então, delicadamente para dourar do outro lado e coloque o queijo.
4. Retire do fogo e recheie com o tomate picado e tempere com orégano.

Dicas: outras sugestões de recheios incluem frango desfiado (ver receita), pastinha de atum (ver receita) e ricota com cenoura. Podem ser usadas outras frutas vermelhas como morango, framboesa, cereja, *cranberry*, goiaba, uvas ou frutas amarelas e alaranjadas como manga ou mamão. Como sugestão de refeição, pode-se incluir uma porção de mirtilos (2 colheres de sopa – 50 g).

Rendimento: 3 porções (3 tapiocas de 50 g cada).

Valor nutritivo por porção: 191 kcal (34,5 g de carboidratos, 2,7 g de proteínas, 4,0 g de lipídios e 2,9 g de fibras).

Grupos alimentares: tapioca (cereais + legumes e verduras + lácteos) + mirtilos (frutas).

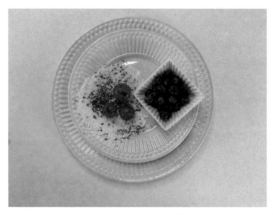

Sugestão de refeição: tapioca com queijo e tomate + mirtilos

RECEITAS PARA ALMOÇO E JANTAR

Estudos indicam que crianças que participam regularmente de refeições familiares tendem a consumir uma dieta mais equilibrada, rica em FLV e nutrientes essenciais, e apresentam menor consumo de alimentos de baixo valor nutricional e bebidas açucaradas. Esses hábitos alimentares saudáveis estão associados a um menor risco de obesidade e doenças crônicas na infância e na vida adulta.[6,7]

A regularidade e a qualidade das refeições, especialmente o jantar em família, têm sido associadas a melhorias no comportamento infantil e no desempenho escolar. Crianças que participam dessas refeições apresentam melhor desempenho escolar e habilidades sociais aprimoradas.[7]

As refeições em família proporcionam um ambiente de apoio emocional, fortalecendo os laços familiares e promovendo o bem-estar psicológico das crianças. Esses momentos são oportunidades para a comunicação aberta, desenvolvimento de habilidades sociais e construção de valores familiares.[8]

Incorporar o almoço e/ou jantar como momentos regulares de convivência familiar é fundamental para o desenvolvimento saudável das crianças, influenciando positivamente sua nutrição, comportamento, desempenho acadêmico e bem-estar emocional.

Dada a importância do tema, foram desenvolvidas 10 receitas para o **almoço e jantar**:

11. Almôndegas de frango + macarrão com molho de tomate + brócolis e cenoura
12. Arroz com frango e legumes + alface e tomate-cereja
13. Carne moída com purê de milho verde + pepino e beterraba
14. Iscas de carne com cebola e pimentão + arroz com brócolis + tomate e repolho roxo
15. Sopa de legumes com sobrecoxa de frango
16. Panquecas coloridas com frango desfiado + salada de alface, espinafre e manga
17. Cubos de frango com cebola + penne com molho de tomate e ervilha + tomate, quiabo e cenoura cozida

RECEITAS NUTRITIVAS PARA CRIANÇAS: EXPLORANDO OS GRUPOS ALIMENTARES DA PAINF **193**

18. Tilápia com molho de tomate + batata e cenoura cozidas com cebolinha + salada de brócolis com chuchu
19. Peito de frango assado + batata-doce assada + milho verde + alface, tomate e pepino
20. Bife acebolado + arroz com feijão + espinafre refogado + salada de abóbora e beterraba

11. ALMÔNDEGAS DE FRANGO + MACARRÃO COM MOLHO DE TOMATE + BRÓCOLIS E CENOURA

ALMÔNDEGAS DE FRANGO

Ingredientes

- 5 filés de peito de peito de frango (500 g)
- 1 cebola roxa picada (80 g)
- 1 cenoura ralada (90 g)
- ½ abobrinha ralada (130 g)
- 2 dentes de alho picados (5 g)
- 1 ovo (50 g)
- 2 colheres de sopa de farinha de aveia (20 g)
- 2 colheres de sopa de salsinha picada (8 g)
- 1 colher de sobremesa de orégano seco (10 g)
- 1 colher de café de cúrcuma (4 g)
- 1 colher de café de sal (4 g)
- 1 colher de sopa de azeite de oliva para untar a forma (13 mL)

Modo de preparo

1. Triture o frango no processador e reserve. Aperte o "pulsar", para não triturar demais.
2. Triture a cebola roxa, o alho, a cenoura e a abobrinha. Transfira para um recipiente grande e acrescente o frango reservado, o sal, a salsinha, a cúrcuma, o orégano, o ovo e a farinha de aveia.
3. Misture bem todos os ingredientes. Deixe na geladeira por pelo menos 30 minutos, pois quando a massa está gelada fica mais fácil de modelar.

4. Modele no formato de almôndegas.

5. Unte uma assadeira e leve ao forno, pré-aquecido, por pelo menos 20 minutos. Aos 10 minutos vire as almôndegas para dourar.

Dicas: depois de ralar a cenoura e o abobrinha, você pode espremer um pouco os vegetais, pois eles soltam muita água. Caso contrário, precisará incluir mais farinha de aveia. A massa das almôndegas pode ser modelada no formato de hambúrgueres ou kibe.

Rendimento: 10 porções (40 almôndegas com 20 g cada).

Valor nutritivo por porção: 129 kcal (4,4 g de carboidratos, 1,2 g de proteínas, 6,9 g de lipídios e 1 g de fibras).

Grupos alimentares: carnes + cereais + legumes e verduras.

MACARRÃO

Ingredientes

- ½ pacote de espaguete (250 g)
- 1 colher de café de sal (4 g)
- 2 ½ litros de água
- 2 colheres de sopa de queijo parmesão (20 g)

Modo de preparo

1. Coloque em uma panela grande a água. Quando a água ferver, coloque o sal.

2. Acrescente o macarrão e mexa bem. Deixe cozinhar conforme a recomendação da embalagem. Experimente quando estiver "*al dente*" e escorra.

3. Sirva quente com almôndegas de frango, molho de tomate e queijo parmesão e salada de brócolis e cenoura.

Dicas: o tipo de macarrão pode ser espaguete, talharim, gravatinha ou outro. As almôndegas podem ser preparadas com carne moída ou atum para variar o cardápio.

Rendimento: 4 porções.

Valor nutritivo por porção: 245 kcal (46,9 g de carboidratos, 9,2 g de proteínas, 2,2 g de lipídios e 0 g de fibras).

Grupos alimentares: cereais + lácteos.

MOLHO DE TOMATE

Ingredientes

- 10 tomates para molho (1 kg)
- 1 cebola picada (80 g)
- 1 talo de salsão (20 g)
- 3 dentes de alho (10 g)
- 2 colheres de sopa de azeite de oliva (16 g)
- Folhinhas de manjericão a gosto
- 1 colher de café de sal (4 g)

Modo de preparo

1. Triture no liquidificador os tomates, a cebola, o alho, tomate e salsão.
2. Em uma panela aquecida, coloque o azeite, acrescente os ingredientes triturados, folhas de manjericão e cozinhe até reduzir, por aproximadamente 40 minutos.
3. Desligue o fogo.
4. Tempere com sal.

Dica: os tomates podem ser os comuns, desde que bem maduros.

Rendimento: 10 porções de 50 mL (total 500 mL).

Valor nutritivo por porção: 48 kcal (6,3 g de carboidratos, 1 g de proteínas, 1,6 g de lipídios e 2,5 g de fibras).

Grupos alimentares: legumes e verduras + óleos e gorduras.

SALADA DE BRÓCOLIS E CENOURA

Ingredientes

- 4 floretes de brócolis pequenos (200 g)
- ½ cenoura (20 g)

Modo de preparo

1. Higienize o brócolis e a cenoura. Corte os brócolis e corte as cenouras em cubos pequenos.
2. Coloque a água para ferver. Acrescente os floretes de brócolis e a cenoura e cozinhe por cerca de 5 minutos.
3. Escorra o brócolis e a cenoura e coloque-os na água fria ou água com gelo para parar o cozimento.
4. Escorra e coloque em um recipiente de vidro. Reserve.

Rendimento: 2 porções.

Valor nutritivo por porção: 51 kcal (7,6 g de carboidratos, 2,9 g de proteínas, 0,4 g de lipídios e 2,9 g de fibras).

Grupos alimentares: legumes e verduras.

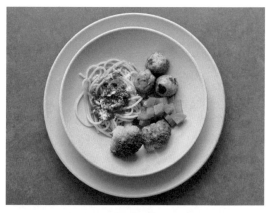

Sugestão de refeição: almôndegas de frango + macarrão com molho de tomate + brócolis e cenoura

12. ARROZ COM FRANGO E LEGUMES + SALADA DE ALFACE E TOMATE-CEREJA

ARROZ COM FRANGO E LEGUMES

Ingredientes

- 2 xícaras de chá de arroz integral (350 g)
- 1 colher de sopa de azeite de oliva (13 mL)
- 5 filés de peito de frango em cubos (500 g)
- 1 cebola em cubos (80 g)
- ½ talo de alho-poró (50 g)
- 1 dente de alho picadinho (10 g)
- ½ chuchu em cubos (115 g)
- 1 cenoura ralada – ralo grosso (90 g)
- 5 ½ xícaras de chá de caldo caseiro de legumes (800 mL)
- 2 tomates para molho médios (120 g)
- 1 colher de café de sal (4 g)
- 2 colheres de sopa de salsinha picada (8 g)

Modo de preparo

1. Deixe o arroz de molho por pelo menos 1 hora antes de cozinhar, para ficar mais macio e cozinhar mais rápido.
2. Unte uma panela com azeite de oliva e doure o frango em cubos. Adicione a cebola, o alho poró, o alho e refogue bem.
3. Acrescente o chuchu, a cenoura e um pouco de caldo caseiro (300 mL). Deixe ferver para amolecer. Adicione o tomate picadinho e o arroz integral, tempere com sal e misture bem.
4. Adicione o restante do caldo de legumes caseiro (500 mL). Deixe cozinhar por 15 minutos. Observe o ponto do arroz.
5. Acrescente a salsinha e misture. Desligue o fogo. Sirva o arroz com frango acompanhado da salada de alface e tomate. Tempere a salada com azeite de oliva e limão.

Dica: pode-se substituir o arroz integral pelo arroz branco parboilizado e o frango por carne bovina.

Rendimento: 10 porções (150 g por porção).

Valor nutritivo por porção: 245 kcal (30,9 g de carboidratos, 18,7 g de proteínas, 4,7 g de lipídios e 2,2 g de fibras).

Grupos alimentares: cereais + carnes + legumes e verduras.

SALADA DE ALFACE E TOMATE-CEREJA

Ingredientes

- 2 folhas de alface tipo americana (20 g)
- 5 tomates-cereja (25 g)

Modo de preparo

1. Higienize os vegetais. Seque bem as folhas.
2. Corte os tomates-cereja ao meio. Reserve.

Dicas: pode ser usada alface lisa ou crespa. Para armazenar as folhas de alface, forre um recipiente com papel-toalha e intercale camadas de alface e papel. O papel-toalha absorve a umidade das folhas. Quanto mais secas elas estiverem, mais tempo duram na geladeira.

Rendimento: 1 porção.

Valor nutritivo por porção: 12 kcal (1,9 g de carboidratos, 0,5 g de proteínas, 0,1 g de lipídios e 0,5 g de fibras).

Grupos alimentares: legumes e verduras.

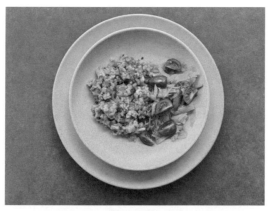

Sugestão de refeição: arroz com frango e legumes + salada de alface e tomate-cereja

13. CARNE MOÍDA COM PURÊ DE MILHO VERDE + SALADA DE PEPINO E BETERRABA

CARNE MOÍDA COM LEGUMES

Ingredientes

- 2 ½ xícaras de carne moída (500 g de patinho)
- 2 colheres de sobremesa de azeite de oliva (26 mL)
- 1 cebola (70 g)
- ½ talo de alho-poró (50 g)
- 2 tomates picados (150 g)
- 1 cenoura em cubos pequenos (80 g)
- ½ abobrinha cortada em cubos pequenos (100 g)
- 1 colher de sobremesa de salsinha picada (4 g)
- 1 colher de sobremesa de cheiro-verde (4 g)
- 1 colher de café de sal (4 g)

Modo de preparo

1. Em uma panela quente e untada, coloque a carne e refogue bem. Em seguida coloque o alho-poró, a cebola e refogue. Acrescente o cheiro-verde, a salsinha, a cenoura, a abobrinha e o tomate. Tempere com sal.
2. Sirva a carne moída com o purê de milho e a salada de beterraba e pepino.

Dicas: incluir vegetais no preparo da carne moída é uma ótima opção para deixar essa receita ainda mais nutritiva. No lugar do patinho, pode ser usada outra carne bovina, como coxão mole.

Rendimento: 5 porções (130 g cada porção).

Valor nutritivo por porção: 390 kcal (6,4 g de carboidratos, 17,8 g de proteínas, 32,3 g de lipídios e 1,5 g de fibras).

Grupos alimentares: carnes + legumes e verduras.

PURÊ DE MILHO VERDE

Ingredientes

- 1 cebola pequena picada (60 g)
- 1 colher de café de azeite (5 mL)

- 2 xícaras de chá de milho cozido (300 g)
- 1 xícara de chá de leite (200 mL)
- 1 colheres de sopa de farinha de aveia (10 g)
- 1 colher de café de sal (4 g)
- ½ colher de café de noz-moscada (2 g)

Modo de preparo

1. Em uma panela, refogue a cebola no azeite até dourar. Reserve.
2. Liquidifique o milho, o leite, a farinha de aveia e a cebola refogada.
3. Transfira o conteúdo do liquidificador para uma panela e acrescente o sal e a noz-moscada.
4. Cozinhe em fogo brando, mexendo sem parar até tomar consistência de mingau. Desligue o fogo.

Dicas: o milho pode ser cozido e retirado da espiga. Também pode ser utilizada a opção do milho congelado.

Rendimento: 5 porções (110 g cada porção).

Valor nutritivo por porção: 158 kcal (19,2 g de carboidratos, 3,7 g de proteínas, 6,7 g de lipídios e 3 g de fibras).

Grupos alimentares: cereais + legumes e verduras + lácteos.

SALADA DE PEPINO E BETERRABA

Ingredientes

- 2 colheres de sopa de pepino higienizado (50 g)
- 1 colher de sopa de beterraba crua higienizada (20 g)

Modo de preparo

1. Corte o pepino em rodelas e a beterraba em cubos. Reserve o pepino.
2. Em uma panela média, ao ferver a água, coloque a beterraba e deixe cozinhar por cerca de 20 a 30 minutos ou até a beterraba ficar macia.
3. Quando terminar de cozinhar, escorra e coloque-a na água fria ou água com gelo para parar o cozimento. Reserve.

Rendimento: 1 porção.

Valor nutritivo por porção: 18 kcal (3,3 g de carboidratos, 0,7 g de proteínas, 0,1 g de lipídios e 1 g de fibras).

Grupos alimentares: legumes e verduras.

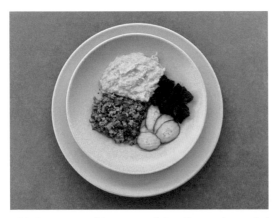

Sugestão de refeição: carne moída com purê de milho verde + salada de pepino e beterraba

14. ISCAS DE CARNE COM CEBOLA E PIMENTÃO + ARROZ COM BRÓCOLIS + SALADA DE REPOLHO ROXO E TOMATE

ISCAS DE CARNE COM CEBOLA E PIMENTÃO

Ingredientes

- 2 ½ xícaras de coxão mole em tiras (500 g)
- 1 colher de café de sal (4 g)
- 1 colher de chá de azeite de oliva (13 mL)
- 1 cebola picada (80 g)
- ½ pimentão amarelo e ½ pimentão vermelho cortados em tirinhas (110 g)
- 2 cenouras cortadas em palitos finos (200 g)
- 1 colher de sopa de cheiro-verde (10 g)

Modo de preparo

1. Tempere a carne com sal.
2. Em uma panela, aqueça o azeite e coloque a carne para selar.
3. Junte a cebola, as cenouras e os pimentões.
4. Diminua o fogo, deixe cozinhar até a carne ficar bem macia. Acrescente o cheiro-verde. Reserve.

Dica: podem ser utilizado cortes de carne bovina como patinho ou músculo.

Rendimento: 4 porções (115 g cada porção).

Valor nutritivo por porção: 350 kcal (8,5 g de carboidratos, 43,2 g de proteínas, 15,4 g de lipídios e 2,3 g de fibras).

Grupos alimentares: carnes + legumes e verduras.

ARROZ COM BRÓCOLIS

Ingredientes

- 1 xícara de chá de arroz integral (170 g)
- 2 xícaras de chá de água (400 mL)
- ½ cebola picada (40 g)
- 1 dente de alho (5 g)
- 1 colher de chá de azeite de oliva (13 mL)
- 1 colher de café de sal (4 g)
- 1 xícara de chá de brócolis picadinho cozido (50 g)

Modo de preparo

1. Coloque o arroz integral de molho em água por pelo menos 60 minutos (ele cozinhará mais fácil e ficará mais macio).
2. Em uma panela, refogue a cebola e o alho com uma colher de chá de azeite e coloque o arroz, sal e água.
3. Leve ao fogo médio e espere ferver, então diminua o fogo e deixe o arroz cozinhar por 30 minutos ou até que fique macio e soltinho. Reserve.
4. Misture o arroz integral com o brócolis picadinho.

Dicas: varie as verduras e legumes para preparar essa receita, como vagem, couve--flor, berinjela, quiabo, ervilha verde, ervilha-torta, repolho, folhas de batata-doce ou folhas de cenoura.

Rendimento: 5 porções (70 g cada porção).

Valor nutritivo por porção: 160 kcal (28 g de carboidratos, 3,1 g de proteínas, 3,6 g de lipídios e 1,6 g de fibras).

Grupos alimentares: cereais + legumes e verduras.

SALADA DE REPOLHO ROXO E TOMATE

Ingredientes

- 3 colheres de sopa de repolho roxo picado (35 g)
- 1 colher de sopa de vinagre (15 mL)
- 1 colher de sobremesa de azeite (5 mL)
- 1 colher de sobremesa de cebolinha (8 g)
- ½ colher de café de sal (2 g)
- ½ xícara de chá de tomate-cereja cortado ao meio (50 g)

Modo de preparo

1. Higienize o repolho roxo e o tomate.
2. Pique bem o repolho e tempere com vinagre, azeite, cebolinha e sal.
3. Corte o tomate-cereja ao meio e adicione à salada de repolho.

Rendimento: 2 porções.

Valor nutritivo por porção: 44 kcal (3,7 g de carboidratos, 0,8 g de proteínas, 2,7 g de lipídios e 1,3 g de fibras).

Grupos alimentares: legumes e verduras.

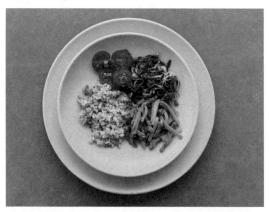

Sugestão de refeição: iscas de carne com cebola e pimentão + arroz com brócolis + salada de repolho roxo e tomate

15. SOPA DE LEGUMES COM SOBRECOXA DE FRANGO

Ingredientes

- 1 colher de sopa de azeite de oliva (13 mL)
- 5 xícaras de chá de sobrecoxa de frango sem pele (700 g)
- 1 colher de café de sal (4 g)
- 1 cebola roxa cortada em cubos pequenos (100 g)
- 1 talo de alho-poró picado (20 g) + 1 talo de salsão (20 g)
- 1 batata-doce cortada em cubos (135 g)
- 3 mandioquinhas ou batatas baroa/salsa cortadas em cubos (325 g)
- ¼ de abóbora cabotiá em cubos (300 g)
- 1 colher de sopa de cebolinha picada (10 g)
- 1 chuchu cortado em cubos (200 g)
- 5 xícaras de chá de água ou caldo caseiro de legumes (700 mL)
- 2 folhas de couve cortadas em tirinhas (20 g)

Modo de preparo

1. Em uma panela bem quente e untada com azeite, coloque as sobrecoxas e tempere com sal. Refogue bem até dourar. Retire da panela, pique o frango em pedaços, retirando os ossos, e reserve.
2. Acrescente na mesma panela a cebola roxa. Doure e em seguida acrescente o alho-poró. Mexa bem.
3. Acrescente as sobrecoxas douradas, abóbora, chuchu, batata doce, mandioquinha, cebolinha, talo do salsão e a água. Deixe cozinhar por pelo menos 20 minutos ou até que os ingredientes estejam macios.
4. Acrescente sal e as folhas de couve. Deixe cozinhar por mais 3 minutos.
5. Coloque um fio de azeite de oliva, controle a temperatura e sirva em um *bowl*.

Rendimento: 10 porções (2 conchas pequenas cada porção – 230 g).

Valor nutritivo por porção: 194 kcal (14,5 g de carboidratos, 13,8 g de proteínas, 8,4 g de lipídios e 2,7 g de fibras).

Grupos alimentares: carnes + cereais + legumes e verduras.

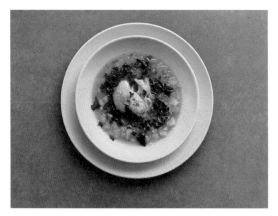

Sugestão de refeição: sopa de legumes com sobrecoxa de frango

16. PANQUECAS COLORIDAS COM FRANGO DESFIADO + SALADA DE ALFACE, ESPINAFRE E MANGA

MASSA DA PANQUECA

Ingredientes

- 1 cenoura média higienizada e picada (100 g)
- 1 ½ xícara de chá de leite (240 mL)
- 1 xícara de chá de farinha de trigo integral (120 g)
- 1 ovo (50 g)
- 1 colher de sopa de azeite de oliva (13 mL)
- ½ colher de café de sal (2 g)

Modo de preparo

1. Bata todos os ingredientes no liquidificador.
2. Em uma frigideira antiaderente no fogo baixo, coloque uma concha da massa e faça movimentos circulares até formar o disco.
3. Deixe dourar de um lado e vire do outro.
4. Retire e repita o processo.

Dicas: substitua a cenoura por beterraba ralada, abobrinha, abóbora ou espinafre, rúcula, couve na mesma quantidade. Além de lindas e coloridas, ficarão deliciosas e nutritivas.

Rendimento: 10 porções (1 disco de panqueca de 50 g cada porção).

Valor nutritivo por porção: 84 kcal (10,8 g de carboidratos, 3,2 g de proteínas, 2,8 g de lipídios e 1,7 g de fibras).

Grupos alimentares: cereais + lácteos + ovos + legumes e verduras.

FRANGO DESFIADO

Ingredientes

- 10 filés de peito de frango (1 kg)
- 1 cenoura média higienizada e picada (100 g)
- 1 ½ cebola descascada e picada (100 g)
- ½ xícara de chá de alho-poró descascado e picado (50 g)
- ½ xícara de café de cheiro-verde bem picadinho (15 g)
- 1 colher de café de sal (4 g)

Modo de preparo

1. Em uma panela de pressão, coloque todos os ingredientes e cubra com água. Feche a panela.
2. Após a panela pegar pressão, coloque em fogo mínimo por aproximadamente 30 minutos.
3. Desligue o fogo, espere sair a pressão e, então, abra a panela e retire o frango.
4. Processe ou desfie todo o frango.
5. Armazene em potes herméticos ou embalagens próprias para alimentos.

Dicas: esse frango será o recheio da panqueca junto com molho de tomate caseiro (ver receita). Na geladeira, bem acondicionado e em potes hermeticamente fechados, pode durar até 3 dias e no *freezer* até 3 meses. O frango desfiado pode ser utilizado em saladas, omeletes, recheio de sanduíches, em molhos de massas, em panquecas e lasanha. Pode ser consumido com purês de legumes, de mandioca ou mandioquinha ou com arroz.

Rendimento: 10 porções (120 g cada porção).

Valor nutritivo por porção: 84 kcal (10,8 g de carboidratos, 3,2 g de proteínas, 2,8 g de lipídios e 1,7 g de fibras).

Grupos alimentares: carnes + legumes e verduras.

SALADA DE ALFACE, ESPINAFRE E MANGA

Ingredientes

- 2 folhas de alface higienizadas (15 g)
- 3 folhas de espinafre higienizadas (10 g)
- 4 tiras finas de manga (25 g)

Modo de preparo

1. Seque bem as folhas.
2. Corte a manga em tiras ou cubinhos. Reserve.

Dica: utilizar verduras e legumes como rúcula, acelga, almeirão, azedinha e frutas como maçã, abacaxi, goiaba, caqui e outras FLV regionais e/ou da estação.
Rendimento: 1 porção.
Valor nutritivo por porção: 27 kcal (5,1 g de carboidratos, 0,6 g de proteínas, 0,1 g de lipídios e 1,1 g de fibras).
Grupos alimentares: frutas + legumes e verduras.

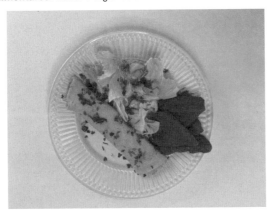

Sugestão de refeição: panquecas coloridas com frango desfiado + salada de alface, espinafre e manga

17. CUBOS DE FRANGO COM CEBOLA + PENNE COM MOLHO DE TOMATE E ERVILHA + QUIABO GRELHADO + SALADA DE TOMATE E CENOURA COZIDA

CUBOS DE FRANGO COM CEBOLA

Ingredientes

- 5 filés de peito de frango (500 g)
- 1 cebola média em cubos (80 g)
- 1 dente de alho picado (5 g)
- 1 colher de sopa de azeite (13 mL)
- ½ colher de café de sal (2 g)
- 1 colher de sopa de cheiro-verde (10 g)

Modo de preparo

1. Corte o frango em cubos.
2. Em seguida, refogue a cebola e o alho com azeite de oliva, acrescente o frango e refogue bem. Se necessário, acrescente um pouquinho de água.
3. Tempere com sal e cheiro-verde.

Rendimento: 3 porções (150 g cada porção).

Valor nutritivo por porção: 329 kcal (3,2 g de carboidratos, 52 g de proteínas, 11,9 g de lipídios e 0,6 g de fibras).

Grupos alimentares: carnes.

PENNE COM MOLHO DE TOMATE E ERVILHA

Ingredientes

- 1 colher de sobremesa de azeite de oliva (10 mL)
- ½ cebola cortada em cubos (40 g)
- 1 dente de alho picado (5 g)
- 1 tomate italiano picado em cubos (90 g)
- 2 colheres de sopa de molho de tomate (40 mL)
- 1 colher de café de sal (4 g)
- 2 xícaras de chá de macarrão penne cozido (300 g)

- ½ xícara de chá de ervilhas verdes cozidas (50 g)
- 1 colher de sopa de queijo parmesão ralado (20 g)

Modo de preparo

1. Em uma panela, coloque o azeite e refogue a cebola e o alho picados.
2. Acrescente o tomate picado, o molho de tomate e tempere com sal.
3. Entre com o penne já cozido, as ervilhas previamente cozidas e misture levemente para agregar todos os sabores.
4. Sirva a seguir com queijo parmesão ralado.

Dica: varie o tipo de macarrão. O macarrão de letrinhas e o gravatinha fazem sucesso com as crianças.

Rendimento: 2 porções.

Valor nutritivo por porção: 361 kcal (52,4 g de carboidratos, 12,7 g de proteínas, 10,4 g de lipídios e 3,9 g de fibras).

Grupos alimentares: cereais + legumes e verduras + lácteos.

QUIABO GRELHADO

Ingredientes

- 1 xícara de chá de quiabo (100 g)
- ½ colher de café de páprica (2 g)
- ½ colher de café de orégano (2 g)
- ½ colher de café de sal (2 g)
- 1 colher de sopa de azeite de oliva (13 mL)

Modo de preparo

1. Lave e seque bem os quiabos com papel-toalha para não ficar com baba. Corte cada um ao meio.
2. Tempere com páprica, orégano e sal.
3. Em uma frigideira, coloque o azeite e em fogo baixo frite os quiabos até ficarem dourados.

Rendimento: 3 porções (30 g cada porção).

Valor nutritivo por porção: 56 kcal (2,3 g de carboidratos, 0,8 g de proteínas, 4,6 g de lipídios e 1,1 g de fibras).

Grupos alimentares: legumes e verduras.

SALADA DE TOMATE E CENOURA COZIDA

Ingredientes

- 1 cenoura (100 g)
- ½ tomate tipo italiano (40 g)

Modo de preparo

1. Higienize a cenoura e o tomate. Reserve o tomate.
2. Corte as cenouras em cubos pequenos.
3. Coloque a água para ferver. Cozinhe por cerca de 5 minutos.
4. Escorra a cenoura e coloque na água fria ou água com gelo para parar o cozimento.
5. Escorra novamente e coloque em um recipiente de vidro. Reserve.

Dicas: o branqueamento, que consiste em mergulhar os legumes e verduras em água fria ou com gelo após o cozimento, realça suas cores, tornando-as mais vivas.

Rendimento: 1 porção.

Valor nutritivo por porção: 60 kcal (11,4 g de carboidratos, 1,2 g de proteínas, 0,4 g de lipídios e 3,2 g de fibras).

Grupos alimentares: legumes e verduras.

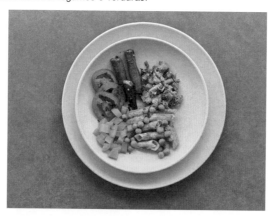

Sugestão de refeição: cubos de frango com cebola + penne com molho de tomate e ervilha + quiabo grelhado + salada de tomate e cenoura cozida

18. TILÁPIA COM MOLHO DE TOMATE + BATATA E CENOURA COZIDAS COM CEBOLINHA + SALADA DE BRÓCOLIS COM CHUCHU

TILÁPIA COM MOLHO DE TOMATE

Ingredientes

- 10 filezinhos de tilápia (1 kg)
- 5 folhinhas de alfavaca (5 g) ou 1 colher de sobremesa da alfavaca desidratada (5 g)
- 1 colher de café de sal (4 g)
- 2 tomates em cubos (180 g)
- 1 cebola picada (80 g)
- 1 talo de alho-poró (40 g)
- 1 ½ xícara de chá de molho de tomate caseiro (300 mL)
- 3 colheres de sopa de cebolinha + salsinha (30 g)

Modo de preparo

1. Tempere os filés de tilápia com alfavaca e sal. Reserve.
2. Refogue o alho-poró, a cebola e o tomate.
3. Acrescente o molho de tomate caseiro.
4. Quando ferver o molho, acrescente os filés e cozinhe por 10 minutos.
5. Acrescente a salsinha e cebolinha.

Dica: substituir a tilápia por pescada branca/amarela ou outro tipo de peixe sem espinhas.

Rendimento: 10 porções (120 g cada porção).

Valor nutritivo por porção: 120 kcal (4 g de carboidratos, 18,8 g de proteínas, 3 g de lipídios e 0,9 g de fibras).

Grupos alimentares: carnes + legumes e verduras.

BATATA E CENOURA COZIDAS COM CEBOLINHA

Ingredientes

- 2 ½ xícaras de chá de batata inglesa (500 g)
- 2 cenouras médias (200 g)

- 1 colher de café de sal (4 g)
- 1 colher de sobremesa de manteiga (10 g)
- 1 colher de sobremesa de cebolinha picada (5 g)

Modo de preparo

1. Higienize e descasque as batatas e as cenouras. Corte-as em cubos.
2. Em uma panela com água fervente, acrescente as batatas, as cenouras e sal.
3. Cozinhe-as até ficarem macias.
4. Escorra a água, acrescente a manteiga e a cebolinha.

Dica: substituir a batata e a cenoura por abóbora, batata-doce, mandioca/aipim, cará ou inhame.

Rendimento: 5 porções (100 g cada porção).

Valor nutritivo por porção: 119 kcal (21,9 g de carboidratos, 2,5 g de proteínas, 1,8 g de lipídios e 2,7 g de fibras).

Grupos alimentares: cereais + legumes e verduras + óleos e gorduras.

SALADA DE BRÓCOLIS COM CHUCHU

Ingredientes

- 2 floretes de brócolis (100 g)
- ½ chuchu (50 g)
- ½ colher de café de sal (2 g)

Modo de preparo

1. Higienize os vegetais. Corte os brócolis em floretes e o chuchu em cubos pequenos.
2. Coloque a água para ferver. Acrescente os cubos de chuchu, o sal e cozinhe por cerca de 5 minutos ou até ficarem macios. Cozinhe o brócolis em água fervente por 3 a 5 minutos.
3. Escorra e reserve.

Rendimento: 2 porções (75 g cada porção).

Valor nutritivo por porção: 34 kcal (4,6 g de carboidratos, 1,6 g de proteínas, 0,3 g de lipídios e 2 g de fibras).

Grupos alimentares: legumes e verduras.

RECEITAS NUTRITIVAS PARA CRIANÇAS: EXPLORANDO OS GRUPOS ALIMENTARES DA PAINF   213

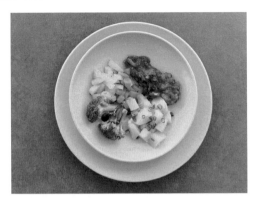

Sugestão de refeição: tilápia com molho de tomate + batata e cenoura cozidas com cebolinha + salada de brócolis com chuchu

19. PEITO DE FRANGO ASSADO + BATATA-DOCE ASSADA + MILHO VERDE + SALADA DE ALFACE, TOMATE E PEPINO

PEITO DE FRANGO ASSADO

Ingredientes

- 5 filés de peito de frango (500 g)
- 1 colher de sobremesa de orégano (5 g)
- 1 colher de sobremesa de páprica doce (5 g)
- Suco de 1 laranja (75 mL)
- 1 colher de café de sal (4 g)
- 1 colher de sopa de azeite de oliva (13 mL)

Modo de preparo

1. Tempere o frango com o suco de laranja, sal, páprica e o orégano.
2. Pré-aqueça o forno a 200ºC e unte com azeite a forma refratária. Disponha os filés de frango.
3. Leve ao forno por aproximadamente 20 minutos, virando na metade do tempo.

Rendimento: 5 porções (100 g cada porção).

Valor nutritivo por porção: 205 kcal (3 g de carboidratos, 31,3 g de proteínas, 7,4 g de lipídios e 0,6 g de fibras).

Grupos alimentares: carnes + frutas.

BATATA-DOCE ASSADA

Ingredientes

- 1 batata-doce cortada em rodelas de 2 cm (160 g)
- 1 colher de sobremesa de azeite de oliva (8 mL)
- ½ colher de café de orégano (2 g)
- ½ colher de café de páprica doce (2 g)
- ½ colher de café de sal (2 g)

Modo de preparo

1. Pré-aqueça o forno a 200°C.
2. Coloque as rodelas de batata em um refratário, regue-as com o azeite e tempere com orégano, páprica e sal.

Rendimento: 4 porções (40 g cada porção).
Valor nutritivo por porção: 72 kcal (4,6 g de carboidratos, 1,6 g de proteínas, 0,3 g de lipídios e 2 g de fibras).
Grupos alimentares: cereais.

MILHO VERDE

Ingredientes

- 2 espigas de milho verde (180 g)
- Água (para cobrir as espigas)
- ½ colher de café de sal (2 g)

Modo de preparo

1. Em uma panela de pressão, coloque as espigas de milho, o sal e cubra com água.
2. Tampe a panela e leve ao fogo alto. Quando começar a apitar, abaixe o fogo e deixe cozinhar por aproximadamente 15 minutos.
3. Retire os grãos da espiga para servir com a batata-doce assada.

Rendimento: 4 porções (45 g cada porção).
Valor nutritivo por porção: 60 kcal (12,5 g de carboidratos, 1,5 g de proteínas, 0,4 g de lipídios e 0,7 g de fibras).
Grupos alimentares: cereais.

SALADA DE ALFACE, TOMATE E PEPINO

Ingredientes

- 2 folhas de alface lisa (20 g)
- 5 tomates-cereja (25 g)
- ¼ de pepino japonês (25 g)

Modo de preparo

1. Higienize os vegetais. Seque bem as folhas.
2. Corte o tomate-cereja ao meio.
3. Corte o pepino japonês em rodelas. Reserve todos os ingredientes.

Dica: para a salada podem ser usadas folhas de alface americana, crespa, rúcula, acelga, bertalha, azedinha, chicória ou couve.

Rendimento: 2 porções (40 g cada porção).

Valor nutritivo por porção: 8 kcal (1,3 g de carboidratos, 0,3 g de proteínas, 0,1 g de lipídios e 0,3 g de fibras).

Grupos alimentares: legumes e verduras.

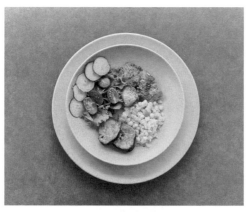

Sugestão de refeição: peito de frango assado + batata-doce assada + milho verde + salada de alface, tomate e pepino

20. BIFE ACEBOLADO + ARROZ E FEIJÃO + ESPINAFRE REFOGADO + SALADA DE ABÓBORA E BETERRABA

BIFE ACEBOLADO

Ingredientes

- 1 cebola pequena (60 g)
- 2 bifes de coxão mole (300 g)
- ½ colher de café de sal (2 g)
- 1 colher de chá de azeite de oliva (13 mL)
- 2 colheres de sopa de água (40 mL)

Modo de preparo

1. Descasque a cebola e corte em meia-lua. Reserve.
2. Tempere os bifes com sal.
3. Aqueça uma frigideira grande e, quando estiver quente, unte com azeite de oliva. Coloque os bifes e grelhe por cerca de 2 minutos ou até dourar. Vire os bifes com uma pinça e doure o outro lado por cerca de 2 minutos. Transfira os bifes para um recipiente.
4. Na mesma frigideira, refogue a cebola por 3 minutos ou até ficar transparente. Tempere com sal e adicione um pouco de água, mexendo para incorporar os resíduos da carne que estão na frigideira.
5. Volte os bifes à frigideira, aqueça bem e retire do fogo. Sirva em seguida.

Dica: os cortes de carne podem ser variados, como patinho, contrafilé ou filé mignon.
Rendimento: 4 porções (90 g cada porção).
Valor nutritivo por porção: 202 kcal (1,4 g de carboidratos, 25,5 g de proteínas, 10,4 g de lipídios e 0,3 g de fibras).
Grupos alimentares: carnes.

ARROZ BRANCO

Ingredientes

- ¼ de cebola cortada em cubos pequenos (20 g)

- 1 dente de alho picado (5 g)
- 1 colher de chá de azeite de oliva (13 mL)
- 1 xícara de arroz branco (200 g)
- 2 xícaras de água (400 mL)
- 1 colher de café de sal (4 g)

Modo de preparo

1. Em uma panela média, refogue a cebola e o alho com 1 colher de chá de azeite, coloque o arroz, sal, mexa bem e em seguida acrescente água.
2. Leve ao fogo médio e espere ferver, então diminua o fogo e deixe o arroz cozinhar por cerca de 20 minutos ou até que fique macio e soltinho. Retire do fogo e sirva com o feijão (caldo e grão).

Rendimento: 8 porções (75 g cada porção).
Valor nutritivo por porção: 106 kcal (20,4 g de carboidratos, 1,8 g de proteínas, 1,8 g de lipídios e 0,4 g de fibras).
Grupos alimentares: cereais.

FEIJÃO PRETO COZIDO

Ingredientes

- 2 xícaras de chá de feijão preto (420 g)
- 6 xícaras de água (1,2L)
- 2 folhas grandes de louro (3 g)
- 1 colher de sopa de azeite de oliva (13 mL)
- 1 cebola média picada (80 g)
- 1 colher de café de sal (4 g)

Modo de preparo

1. Escolha o feijão.
2. O feijão deve ficar de molho, coberto com água, por 24 horas. Durante o processo, troque de água pelo menos três vezes.
3. Descarte a água do molho. Em uma panela, acrescente o feijão que ficou de molho, a água e a folha de louro. Cozinhe por aproximadamente 20 minutos em panela de

pressão ou até que os grãos estejam macios. Acrescente mais água caso necessário.

4. Em outra panela, aqueça o azeite, doure a cebola e junte uma concha do feijão já cozido. Com a concha, esmague levemente os grãos (isso ajuda a engrossar o caldo) e junte o restante do feijão. Tempere com sal, diminua o fogo, tampe a panela e deixe cozinhar mais 10 minutos ou até o caldo engrossar.

Dicas: podem ser utilizados outros tipos de feijões, como carioquinha, vermelho, branco, caupi ou leguminosas como lentilha, grão-de-bico e soja. O feijão pronto pode ser batido no liquidificador e oferecido alternativamente como "caldinho" para acompanhar o arroz.

Rendimento: 10 porções (80 g cada porção).

Valor nutritivo por porção: 174 kcal (25,6 g de carboidratos, 9,1 g de proteínas, 1,8 g de lipídios e 9,4 g de fibras).

Grupos alimentares: leguminosas.

ESPINAFRE REFOGADO

Ingredientes

- 5 folhas de espinafre (50 g)
- 2 colheres de chá de cebola (10 g)
- 1 colher de sobremesa de azeite de oliva (8 mL)
- ½ colher de café de sal (2 g)

Modo de preparo

1. Higienize o espinafre. Escorra a água e seque bem.
2. Corte a cebola em cubos pequenos.
3. Aqueça uma frigideira, acrescente o azeite de oliva, a cebola e refogue bem.
4. Adicione o espinafre, tempere com sal e deixe refogar por 2 minutos apenas para o espinafre murchar.

Rendimento: 1 porção.

Valor nutritivo por porção: 94 kcal (2,7 g de carboidratos, 1,5 g de proteínas, 8,2 g de lipídios e 1,5 g de fibras).

Grupos alimentares: legumes e verduras + óleos e gorduras.

ABÓBORA COZIDA

Ingredientes

- 100 g de abóbora cabotiá

Modo de preparo

1. Descasque a abóbora e corte-a em pedaços médios.
2. Para facilitar na hora de descascar, ferva os pedaços de abóbora por 3 minutos para amolecer a casca.
3. Cozinhe a abóbora por cerca de 10 a 15 minutos.
4. Escorra a água. Reserve.

Rendimento: 2 porções (50 g cada porção).

Valor nutritivo por porção: 25 kcal (4,2 g de carboidratos, 0,9 g de proteínas, 0,3 g de lipídios e 1,1 g de fibras).

Grupos alimentares: legumes e verduras.

BETERRABA COZIDA

Ingredientes

- 1 beterraba (50 g)

Modo de preparo

1. Higienize a beterraba. Retire a casaca e corte em cubos.
2. Em uma panela média, após ferver a água, coloque a beterraba e deixe cozinhar por cerca de 20 a 30 minutos ou até a beterraba ficar macia.
3. Quando terminar de cozinhar, escorra e coloque-a na água fria ou água com gelo para parar o cozimento (branqueamento). Reserve.

Dica: o branqueamento, que consiste em mergulhar os legumes e verduras em água fria ou com gelo após o cozimento, realça suas cores, tornando-as mais vivas.

Rendimento: 2 porções (25 g cada porção).

Valor nutritivo por porção: 13 kcal (2,4 g de carboidratos, 0,4 g de proteínas, 0 g de lipídios e 0,7 g de fibras).

Grupos alimentares: legumes e verduras.

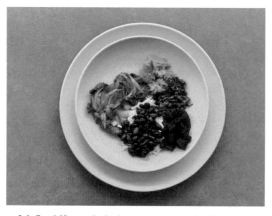

Sugestão de refeição: bife acebolado + arroz com feijão + espinafre refogado + salada de abóbora e beterraba

REFERÊNCIAS

1. FISBERG, M.; PREVIDELLI, A. N.; DEL'ARCO, A. P. W. T.; TOSATTI, A.; NOGUEIRA-DE-ALMEIDA, C. A. Hábito alimentar nos lanches intermediários de crianças pré-escolares brasileiras: estudo em amostra nacional representativa. **International Journal of Nutrology,** v. 8, n. 4, p. 58-71, 2016.

2. FISBERG, M.; PREVIDELLI, A. N.; DEL'ARCO, A. P. W. T.; TOSATTI, A.; NOGUEIRA-DE-ALMEIDA, C. A. Hábito alimentar nos lanches intermediários de crianças escolares brasileiras de 7 a 11 anos: estudo em amostra nacional representativa. **International Journal of Nutrology,** v. 9, n. 4, p. 225-36, 2022.

3. SOCIEDADE BRASILEIRA DE PEDIATRIA. Manual lanches saudáveis. 3. ed. rev. ampl. São Paulo: SBP, 2024.

4. PHILIPPI, S. T. **Nutrição e técnica dietética.** 4. ed. rev. ampl. Barueri: Manole, 2019.

5. PHILIPPI, S. T. **Pirâmide dos Alimentos – Fundamentos básicos da nutrição.** 4. ed. rev. ampl. Barueri: Manole, 2024.

6. VERDUCI, E.; BRONSKY, J.; EMBLETON, N.; GERASIMIDIS, K.; INDRIO, F.; KÖGLMEIER, J.; et al.; ESPGHAN COMMITTEE ON NUTRITION. Role of dietary factors, food habits, and lifestyle in childhood obesity development: a position paper from the European Society for Paediatric Gastroenterology, Hepatology and Nutrition Committee on Nutrition. **J Pediatr Gastroenterol Nutr,** v. 72, n. 5, p. 769-83, 2021.

7. SOCIEDADE BRASILEIRA DE PEDIATRIA (SBP). WEFFORT, V. R. S.; SILVA, L. R. **Manual de alimentação: orientações para alimentação do lactente ao adolescente, na escola, na gestante, na prevenção de doenças e segurança alimentar.** 5.ed. rev. ampl. São Paulo: SBP, 2024.

8. MAHMOOD, L.; FLORES-BARRANTES, P.; MORENO, L. A.; MANIOS, Y.; GONZALEZ-GIL, E. M. The influence of parental dietary behaviors and practices on children's eating habits. **Nutrients,** v. 13, n. 4, p. 1138, 2021.

9. PHILIPPI, S. T. **Tabela de composição de alimentos – Suporte para decisão nutricional.** 8. ed. Barueri: Manole, 2023.

10. UNIVERSIDADE DE SÃO PAULO (USP); FOOD RESEARCH CENTER (FoRC). **Tabela Brasileira de Composição de Alimentos (TBCA).** Versão 7.2. São Paulo, 2023. Acesso em: 28 de maio de 2025. Disponível em: http://www.fcf.usp.br/tbca.

11. NEPA–UNICAMP. **Tabela Brasileira de Composição de Alimentos.** 4. ed. rev. e ampl. Campinas: NEPA–UNICAMP, 2011.

11

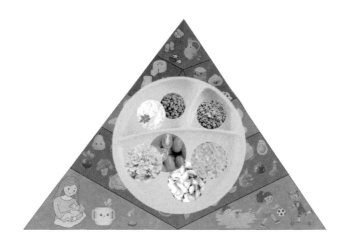

Dinâmicas para utilização da Pirâmide dos Alimentos Infantil (PAinf)

Adriana Servilha Gandolfo
Erika Christiane Toassa

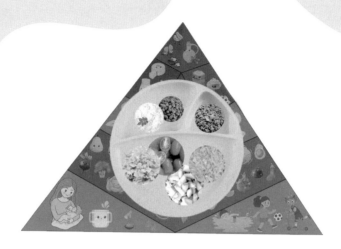

▶ SUMÁRIO

Construindo a PAinf, 227

Roleta ou dado dos grupos de alimentos, 228

Alimento secreto, 229

O que eu como?, 230

Frutaventura, 231

Teatro de dedoches: Alimentos: onde eles nascem?, 232

Dominó das FLVs, 233

Palavras cruzadas, 234

Caça-palavras dos alimentos, 235

Jogo da memória nutritivo, 236

O que tem no meu prato/lancheira?, 237

Pôster da Pirâmide dos Alimentos Infantil, 238

Referências, 239

A Educação Alimentar e Nutricional (EAN) é um dos pilares fundamentais na formação e aquisição de hábitos alimentares saudáveis e sustentáveis, assim como na construção de uma relação positiva com os alimentos. Crianças aprendem mais facilmente por meio de recursos visuais inteligentes, divertidos e desafiadores. Assim, a Pirâmide dos Alimentos Infantil (PAinf) é uma ferramenta com iconografia lúdica, visualmente atraente, o que facilita a interação e a compreensão dos grupos alimentares, além da importância sobre variedade e o equilíbrio na alimentação. Pode ser utilizada em todos os ambientes em que a criança se insere, em nível doméstico, institucional e recreacional, possibilitando a aprendizagem sobre conceitos da Pirâmide Infantil.

É importante salientar que as atividades de educação em nutrição quando planejadas e conduzidas considerando o estágio de vida, o grupo social e o local de aplicação da dinâmica podem ser muito mais eficazes e assertivas, visto que cada fase tem características específicas de desenvolvimento cognitivo. As atividades baseadas na iconografia da PAinf se adaptam a diferentes idades. Para este capítulo utilizaremos no texto a forma abreviada PAinf para Pirâmide dos Alimentos Infantil.

As características relativas a cada estágio de vida com delimitação dos 2 aos 10 anos de idade são indicativas para utilização das dinâmicas, mas podem ser avaliadas e modificadas conforme os diferentes graus de desenvolvimento e maturidade da criança.

No estágio de **0 a 2 anos** é importante estimular a autonomia da criança para alimentação e promover a exploração sensorial dos alimentos. São indicadas atividades que desenvolvam aspectos da textura, da consistência, do sabor, da cor, do odor, da temperatura e da visão colorida dos alimentos, e coloquem a criança em contato com novos alimentos. Atividades indicadas para a idade são leitura de histórias, uso de fantoches/dedoches, músicas, apresentação, manipulação e degustação de alimentos trabalhando os sentidos: olfato, paladar, tato, visão, audição e umami.

A **partir de 2 anos de idade é natural a rejeição de novos alimentos**, sendo aconselhável trabalhar atividades para ampliar o repertório alimentar e encorajar a experimentação de alimentos variados. Dos 2 anos até os 6 anos de idade, fase muito inquieta das crianças, recomenda-se a prática de habilidades culinárias simples, orientação e estímulo para uso de utensílios e introduzir sempre que possível o conhecimento sobre as funções nutricionais dos alimentos. **Atividades indicadas** são música, contação de histórias, exploração sensorial dos alimentos, jogos de sequência e repetições, quebra-cabeça, atividades de pinturas e artes, além de jogos com tarefas competitivas.

Na fase dos **7 a 10 anos** a EAN pode ser intensificada por meio de habilidades culinárias, mostrando a importância dos alimentos para o corpo da criança, incentivando a alimentação e o estilo de vida saudável. Muitas vezes, a criança pode favorecer mudança de comportamento alimentar familiar, pois com a adoção de novos hábitos alimentares pela criança, ela se torna um agente multiplicador do conhecimento adquirido. As **atividades indicadas** são aquelas que induzem ao raciocínio, tais como: enigmas, caça ao tesouro, oficinas culinárias, hortas, atividades escritas (como: palavra cruzada, caça-palavras, liga-pontos), bingo, jogo da memória e atividades ligadas a esportes e artes.

Neste capítulo, com base na PAinf, foram desenvolvidas e estão apresentadas 12 dinâmicas que podem ser utilizadas com crianças em atendimentos individuais e/ou em grupos, em ambiente doméstico, institucional ou recreacional, visando o aprendizado mais leve, divertido e envolvente, e que estimule a curiosidade e a participação ativa das crianças. Todas trazem o título da dinâmica, a finalidade educacional, o estágio de vida recomendado, o objetivo, os materiais necessários e a descrição da atividade (preparação, instruções, desenvolvimento e conclusão). É disponibilizado um QR code para a plataforma do livro com descrição completa da atividade e acesso aos materiais gráficos para impressão. As dinâmicas desenvolvidas foram:

1. **Construindo a PAinf (passo a passo)** – 2 a 6 anos de idade
2. **Roleta ou dado dos grupos de alimentos** – 4 a 10 anos de idade
3. **Alimento secreto** – 7 a 10 anos de idade
4. **O que eu como?** – 7 a 10 anos de idade
5. **Frutaventura** – 5 a 10 anos de idade
6. **Teatro de dedoches:** Alimentos: onde eles nascem? – 2 a 10 anos de idade

7. **Dominó das FLVs** – 2 a 6 anos de idade
8. **Palavras cruzadas** – 7 a 10 anos de idade
9. **Caça-palavras dos alimentos** – 7 a 10 anos de idade
10. **Jogo da memória nutritivo** – 2 a 6 anos de idade
11. **O que tem no meu prato/lancheira?** – 4 a 10 anos de idade
12. **Pôster da Pirâmide dos Alimentos Infantil** – 2 a 10 anos de idade

---

1. Construindo a PAinf (passo a passo)

Finalidade educacional: incentivar a introdução gradual de novos alimentos na alimentação da criança, utilizando a construção visual da PAinf como ferramenta motivacional.
Estágio de vida: 2 a 6 anos.
Objetivo: demonstrar visualmente a evolução alimentar da criança.
Materiais: modelo em branco da PAinf; adesivos com imagens de alimentos (recortes de revistas ou impressões); cola ou fita adesiva.
Descrição da atividade:
- **Preparação:** forneça à criança um modelo em branco da PAinf e uma variedade de imagens de alimentos.
- **Instruções:** explique que, a cada alimento já consumido e/ou novo alimento aceito, a criança poderá colar a imagem correspondente no grupo adequado da PAinf.
- **Desenvolvimento:** a cada sessão, desafie a criança a provar novos alimentos de diferentes grupos. Ao aceitar, ela adiciona a imagem do alimento na PAinf.
- **Conclusão:** ao final do período de acompanhamento, a PAinf completa refletirá a diversidade de alimentos incorporados à alimentação da criança.

Variação curta da atividade: durante o atendimento, a criança preenche a PAinf com imagens dos alimentos que já consome habitualmente. Ela recebe imagens de novos alimentos que se propõe a experimentar em casa e, após prová-los, cola as respectivas figuras na PAinf.
Para descrição completa da atividade e acesso aos materiais gráficos para impressão, utilize o QR code abaixo (voucher: PIRAMIDEALI).

2. Roleta ou dado dos grupos de alimentos

Finalidade educacional: promover o conhecimento dos alimentos pertencentes aos grupos alimentares: FLV (frutas, legumes e verduras); cereais; lácteos; carnes e ovos; leguminosas; óleos, gorduras e castanhas.
Estágio de vida: 4 a 10 anos.
Objetivo: incentivar as crianças a identificar e nomear alimentos dos grupos alimentares sorteados.
Materiais: roleta ou dado confeccionado em papel, contendo imagens representativas dos grupos alimentares da PAinf.
Descrição da atividade: essa atividade pode ser jogada individualmente ou em grupo.
- **Jogo individual:** a criança lança o dado ou gira a roleta para sortear um grupo alimentar e, em um tempo determinado, cita o máximo de alimentos que pertencem a esse grupo, acumulando pontos para cada resposta correta.
- **Jogo em grupo:** as crianças formam um círculo. Uma criança lança o dado ou gira a roleta, cita um alimento do grupo sorteado, e a próxima criança deve mencionar outro alimento do mesmo grupo, sem repetir os já falados. Quem repetir ou não conseguir lembrar é eliminado. O jogo continua até restar apenas uma criança, que será a vencedora.

Para descrição completa da atividade e acesso aos materiais gráficos para impressão, utilize o QR code abaixo (voucher: PIRAMIDEALI).

3. Alimento secreto

Finalidade educacional: estimular a associação entre alimentos, suas formas de consumo e funcionalidades de maneira lúdica.
Estágio de vida: 7 a 10 anos.
Objetivo: promover a interação e o aprendizado por meio de um jogo de adivinhação, no qual as crianças identificam alimentos a partir de suas características.
Materiais: 20 cartões contendo imagem e descrições detalhadas de alimentos, incluindo características físicas, formas de consumo e benefícios nutricionais.
Descrição da atividade: essa atividade pode ser jogada individualmente ou em grupo.
- **Jogo individual:** o facilitador lê a descrição de um alimento ("Quem sou eu?"), e a criança tenta adivinhar qual é o alimento. Cada acerto vale 1 ponto.
- **Jogo em grupo:** semelhante ao individual, porém as crianças competem entre si. A que souber a resposta levanta a mão e responde. Cada acerto soma 1 ponto, e ao final, quem tiver mais pontos vence.

Para descrição completa da atividade e acesso aos materiais gráficos para impressão, utilize o QR code abaixo (voucher: PIRAMIDEALI).

4. O que eu como?

Finalidade educacional: promover a autonomia e a conscientização alimentar por meio de registro alimentar com fotos, desenhos ou textos.

Estágio de vida: 7 a 10 anos.

Objetivo: incentivar as crianças a monitorar e refletir sobre seus hábitos alimentares em refeições específicas, promovendo escolhas alimentares mais equilibradas.

Materiais: ferramenta de registro visual (celular com câmera ou desenho ou texto) e folha de check-list da PAinf.

Descrição da atividade:

- **Registro de refeições:** durante 3 dias (estipular número de dias necessários para avaliação), a criança irá registrar, por meio de fotos, desenhos ou textos, os alimentos consumidos em refeições pré-estipuladas (por exemplo: almoço ou lanche escolar).
- **Análise:** no atendimento seguinte, o facilitador e a criança avaliam juntos os registros, utilizando a folha de check-list da PAinf com o intuito de verificar o equilíbrio alimentar.
- **Definição de metas:** com base na análise, estabelecem-se metas e desafios para aprimorar a alimentação da criança.

Para descrição completa da atividade e acesso aos materiais gráficos para impressão, utilize o QR code abaixo (voucher: PIRAMIDEALI).

5. Frutaventura

Finalidade educacional: estimular o reconhecimento visual e o conhecimento dos alimentos do grupo FLV (frutas, verduras e legumes) de forma lúdica.
Estágio de vida: 5 a 10 anos.
Objetivo: promover a interação entre as crianças por meio de um jogo dinâmico que envolve a identificação rápida de figuras de alimentos.
Materiais: tabuleiro com 48 figuras de alimentos, 48 cartelas correspondentes, 12 fichas coloridas e um saco plástico.
Descrição da atividade: essa atividade deve ser jogada em grupo.
- **Preparação:** tabuleiro centralizado; cartelas no saco plástico; cada jogador recebe 3 fichas de mesma cor.
- **Dinâmica do jogo:** após o sinal, cada jogador deve localizar rapidamente as figuras correspondentes às suas cartelas no tabuleiro e posicionar suas fichas sobre elas. O primeiro a completar as identificações corretamente vence a rodada.

Outra maneira de jogar indicada para crianças de 2 a 4 anos:
Objetivo: interagir com a criança e identificar seu conhecimento do grupo FLV (frutas, legumes e verduras).
Descrição da atividade: o facilitador estipula um tempo determinado e pede que a criança localize 3 frutas, 3 legumes e 3 verduras no tabuleiro, reforçando o aprendizado sobre esses alimentos.
Para descrição completa da atividade e acesso aos materiais gráficos para impressão, utilize o QR code abaixo (voucher: PIRAMIDEALI).

6. Teatro de dedoches: Alimentos: onde eles nascem?

Finalidade educacional: apresentar, por meio do teatro de dedoches, a origem (onde nascem) e os benefícios das FLV, incentivando hábitos alimentares saudáveis.

Dinâmica inspirada no livro "**Frutas: onde elas nascem?**". Philippi, S. T. **Frutas: onde elas nascem?** 1. ed. Barueri: Editora Manole, 2017.

Estágio de vida: 2 a 10 anos.

Objetivo: encenar a história de Isadora, uma menina curiosa que, durante uma aula sobre a PAinf, deseja descobrir a origem dos alimentos.

Materiais: dedoches de feltro representando os personagens: Isadora, professora Sonia, alimentos presentes na PAinf e palitos de sorvete.

Descrição da atividade:

- **Preparação:** organize as crianças em um espaço adequado para a apresentação do teatro de dedoches.
- **Apresentação:** o facilitador utiliza os dedoches para narrar a história de Isadora interagindo com a professora Sonia sobre os grupos de alimentos, conforme texto sugerido e/ou criar o seu próprio texto (a depender do tempo disponível para realização desta atividade, sugere-se escolher 1 ou 2 grupos de alimentos). Durante a encenação, destaque a origem dos alimentos e sua importância na alimentação.
- Foram desenvolvidas duas histórias com a mesma temática, mas adaptadas para idades diferentes.
- **Interação:** após a apresentação, incentive as crianças a discutirem sobre os alimentos apresentados, compartilhando quais conhecem e quais já experimentaram.

Para acessar o roteiro completo da peça e obter modelos para confeccionar os dedoches, utilize o QR code abaixo (voucher: PIRAMIDEALI).

7. Dominó das FLVs

Finalidade educacional: estimular o reconhecimento e a familiarização das crianças com diferentes FLVs, promover o desenvolvimento do raciocínio lógico e habilidades de observação.
Estágio de vida: 2 a 6 anos.
Objetivo: participar de um jogo de dominó utilizando peças ilustradas com imagens de FLV e associar corretamente os alimentos correspondentes.
Materiais: conjunto de 28 peças de dominó, cada uma contendo combinações de imagens de FLV.
Descrição da atividade:
- **Preparação:**
  » Embaralhe todas as peças de dominó com as faces voltadas para baixo.
- **Início do jogo:**
  » O jogador que possuir a peça com duas imagens iguais (por exemplo, duas maçãs) inicia o jogo colocando-a na mesa. Se nenhum ou mais de um jogador tiver uma peça dupla, escolha aleatoriamente quem começará.
- **Desenvolvimento:**
  » Os jogadores, em sentido horário, devem conectar uma de suas peças às extremidades abertas das peças na mesa, garantindo que as imagens dos alimentos correspondam entre si.
  » Se um jogador NÃO tiver uma peça correspondente, deve comprar uma do monte. Se ainda assim não puder jogar, passa a vez.
- **Encerramento e vitória:**
  » O jogo termina quando um jogador coloca todas as suas peças na mesa, sendo declarado o vencedor.
  » Se nenhum jogador puder fazer jogadas e o monte estiver esgotado, vence quem tiver o menor número de peças restantes.

Para descrição completa da atividade e acesso aos materiais gráficos para impressão, utilize o QR code abaixo (voucher: PIRAMIDEALI).

8. Palavras cruzadas

Finalidade educacional: ampliar o conhecimento das crianças sobre os diferentes grupos alimentares da PAinf, promover o desenvolvimento cognitivo e familiarização de hábitos alimentares saudáveis.

Estágio de vida: 7 a 10 anos.

Objetivo: preencher uma grade de palavras cruzadas utilizando as pistas fornecidas, inserindo corretamente os nomes dos alimentos correspondentes.

Materiais: folha de papel contendo a grade de palavras cruzadas e as respectivas pistas; lápis ou caneta.

Descrição da atividade:
- **Preparação:**
  » Distribua para cada criança uma folha contendo a grade de palavras cruzadas e as pistas associadas.
- **Instruções:**
  » Explique que cada pista corresponde a um alimento pertencente aos grupos da PAinf.
  » As respostas devem ser inseridas na grade, com algumas palavras posicionadas horizontalmente e outras verticalmente.
  » As palavras se cruzam em letras comuns, formando uma rede interligada de termos relacionados à alimentação.
- **Desenvolvimento:**
  » As crianças leem cada pista e tentam identificar o alimento descrito.
  » Após determinar a resposta, preenchem os quadrados correspondentes na grade.
  » O cruzamento de palavras auxilia na confirmação das respostas, pois letras coincidentes podem validar ou sugerir correções.
- **Conclusão:**
  » Após completar a grade, revise as respostas com as crianças, discuta sobre cada alimento, seu grupo na PAinf e sua importância para uma alimentação equilibrada.

Para descrição completa da atividade e acesso aos materiais gráficos para impressão, utilize o QR code abaixo (voucher: PIRAMIDEALI).

DINÂMICAS PARA UTILIZAÇÃO DA PIRÂMIDE DOS ALIMENTOS INFANTIL (PAINF) 235

9. Caça-palavras dos alimentos

Finalidade educacional: ampliar o vocabulário das crianças relacionado aos alimentos e reforçar o conhecimento sobre os diferentes grupos alimentares da PAinf.
Estágio de vida: 7 a 10 anos.
Objetivo: identificar e circular nomes de alimentos em uma grade de letras, desenvolver habilidades de atenção e reconhecimento de palavras.
Materiais: folha contendo a grade do caça-palavras com uma lista de alimentos a serem encontrados; lápis ou caneta.

Descrição da atividade:
- **Preparação:**
  » Distribua para cada criança uma folha contendo a grade do caça-palavras e a lista de palavras relacionadas aos alimentos.
- **Instruções:**
  » Explique que as palavras da lista estão escondidas na grade de letras e podem estar dispostas horizontalmente, verticalmente ou diagonalmente, tanto na direção normal quanto invertida.
  » Oriente as crianças a procurarem e circularem cada palavra encontrada na grade.
- **Desenvolvimento:**
  » As crianças iniciam a busca pelas palavras, marcando-as conforme as identificam.
  » Incentive a atenção aos detalhes e a paciência durante a atividade.
- **Conclusão:**
  » Após todas as palavras serem encontradas, revise-as com as crianças, discutindo a qual grupo alimentar cada uma pertence na PAinf e sua importância para uma alimentação equilibrada.

Para descrição completa da atividade e acesso aos materiais gráficos para impressão, utilize o QR code abaixo (voucher: PIRAMIDEALI).

10. Jogo da memória nutritivo

Finalidade educacional: estimular a memorização, concentração e reconhecimento de diferentes alimentos, reforçar o conhecimento sobre os grupos alimentares da PAinf de maneira lúdica.

Estágio de vida: 2 a 6 anos.

Objetivo: encontrar pares de cartas com figuras de alimentos correspondentes, desenvolver habilidades cognitivas e promover a familiarização com grupos de alimentos.

Materiais: 50 cartas com figuras de alimentos, formando 25 pares correspondentes.

Descrição da atividade:

- **Preparação:**
  - » Embaralhe as cartas e disponha-as viradas para baixo sobre uma superfície plana, organizando-as em linhas e colunas.
- **Instruções:**
  - » Explique às crianças que o objetivo é encontrar pares de cartas com imagens iguais de alimentos.
  - » Cada jogador, em sua vez, vira duas cartas à sua escolha.
  - » Se as cartas formarem um par, o jogador as retira do jogo e pode jogar novamente.
  - » Se não formarem um par, as cartas são viradas novamente para baixo, e a vez passa para o próximo jogador.
- **Desenvolvimento:**
  - » Os jogadores se revezam, tentando memorizar a posição das cartas para formar pares correspondentes.
  - » Incentive as crianças a nomearem os alimentos encontrados, promovendo o aprendizado e a familiarização com diferentes itens alimentares.
- **Conclusão:**
  - » O jogo termina quando todos os pares forem encontrados.
  - » O jogador com o maior número de pares é declarado vencedor.
  - » Finalize discutindo sobre os alimentos apresentados, sua importância nutricional e em quais grupos da PAinf se encaixam.

Para descrição completa da atividade e acesso aos materiais gráficos para impressão, utilize o QR code abaixo (voucher: PIRAMIDEALI).

11. O que tem no meu prato/lancheira?

Finalidade educacional: identificar os alimentos consumidos habitualmente pela criança, promover o entendimento sobre os grupos alimentares e incentivar uma alimentação equilibrada de forma lúdica.

Estágio de vida: 4 a 10 anos.

Objetivo: identificar os alimentos que a criança consome no dia a dia e desenvolver o reconhecimento dos diferentes grupos alimentares da PAinf.

Materiais: figuras de um prato/lancheira vazios e imagens impressas de alimentos que fazem parte do hábito alimentar da população infantil.

Descrição da atividade:

- Preparação:
    » Distribua para cada criança a figura do prato/lancheira em branco e as figuras de alimentos recortadas.
- Instruções:
    » Explique que as crianças deverão montar o prato lancheira com alimentos típicos de uma refeição, como o almoço/lanche escolar ou refeição de interesse do facilitador.
- Desenvolvimento:
    » Após a montagem do prato, converse com as crianças sobre os alimentos escolhidos, explore tópicos como os grupos alimentares aos quais pertencem, suas funções no corpo, e outros aspectos como as cores, texturas e formas de preparo.
- Conclusão:
    » Revise com as crianças as escolhas feitas e reforce a importância de uma alimentação equilibrada e variada, com alimentos de diferentes grupos alimentares.

Para descrição completa da atividade e acesso aos materiais gráficos para impressão, utilize o QR code abaixo (voucher: PIRAMIDEALI).

12. Pôster da Pirâmide dos Alimentos Infantil

Finalidade educacional: auxiliar as crianças a compreenderem os diferentes grupos alimentares por meio da representação gráfica da PAinf em escala maior e promover a importância de uma alimentação balanceada para a saúde.

Estágio de vida: 2 a 10 anos.

Objetivo: confeccionar uma PAinf em escala maior para servir de apoio à identificação dos diferentes grupos alimentares e suas funções para a saúde.

Materiais: figura da PAinf, cartões explicativos, envelopes e cola.

Descrição da atividade:
- **Preparação:**
  » Durante a atividade, o facilitador apresenta à criança a PAinf, explicando os diferentes grupos de alimentos e a importância de uma alimentação variada e equilibrada.
- **Instruções:**
  » Pedir para a criança escolher um grupo alimentar ou marco zero para aprofundar o conhecimento.
- **Desenvolvimento:**
  » Retirar um cartão referente ao grupo alimentar ou do marco zero e fazer a explicação do conteúdo.
- **Conclusão:**
  » Revise a PAinf reforce os conceitos aprendidos e destaque a importância de incluir alimentos de todos os grupos em uma refeição equilibrada.

Para descrição completa da atividade e acesso aos materiais gráficos para impressão, utilize o QR code abaixo (voucher: PIRAMIDEALI).

OBSERVAÇÃO: Todas as dinâmicas apresentadas no presente capítulo são de autoria de Adriana Gandolfo e Erika Toassa e para sua reprodução devem ser citados os créditos de autoria e a referência bibliográfica do livro.

DINÂMICAS PARA UTILIZAÇÃO DA PIRÂMIDE DOS ALIMENTOS INFANTIL (PAINF)   239

> ⚡ **TAKE HOME MESSAGES** ⚡

1. A PAinf apresentada de forma lúdica e interativa garante aceitação e melhor compreensão sobre alimentação habitual da criança.
2. Os jogos e as dinâmicas tornam o aprendizado mais motivador e despertam o interesse por introdução de novos hábitos alimentares e mudanças alimentares necessárias.
3. Estratégias visuais, como jogos, adesivos e tabuleiros, ajudam a criança a perceber o progresso com sua alimentação.
4. O envolvimento ativo da criança no processo melhora sua relação com os alimentos.
5. Ferramentas de educação nutricional lúdicas são muito importantes para auxiliar pais, cuidadores, educadores e facilitadores no desenvolvimento de atividades com crianças.

REFERÊNCIAS

1. BONATO, J. A. S.; MACHADO, R. H. V. Educação alimentar e nutricional em escolas. In: NASCIMENTO, A. G.; et al., **Educação nutricional em Pediatria**. 1. ed. Barueri: Manole, 2018.

2. GANDOLFO, A. L. Educação alimentar e nutricional em consultório. In: NASCIMENTO, A. G.; et al., **Educação nutricional em Pediatria**. 1. ed. Barueri: Manole, 2018.

3. PHILIPPI, S. T. **Pirâmide dos Alimentos: Fundamentos básicos da nutrição**. 4. ed. ver. e atual. Barueri: Manole, 2024.

4. TOASSA, E. C. T.; SILVA, G. V.; WEN, C. L.; PHILIPPI, S. T. Atividades lúdicas na orientação nutricional de adolescentes do Projeto Jovem Doutor. **Nutrire**, v. 35, n. 3, 2010.

Sugestões de leituras e recursos complementares

- PHILIPPI, S. T. **Frutas: onde elas nascem?** 1. ed. Barueri: Manole, 2017.
- GANDOLFO, A. L.; BONATO, J. A. S.; MAXIMINO, P. **Nutrição Materno-Infantil**. 1. ed. Barueri: Manole, 2022.
- BONATO, J. A. S.; PARRA, J. A. Q. **Brincando com os alimentos**. Ed. Metha, 2006.
- **Perfil no Instagram @lancheirade3 sobre alimentação infantil e lancheiras.** https://www.instagram.com/lancheirade3/

Índice remissivo

A

Abóbora cozida 219
Açúcares e doces 45
  medidas usuais de consumo para
    crianças 59
Água 42
Aleitamento materno 15, 35
Alimento secreto 229
Almôndegas de frango 193
Amamentação 15
Ambiente familiar 160
Arroz branco 216
Arroz com brócolis 202
Arroz com frango e legumes 197
Atividade física 47, 65
Atlas da obesidade infantil no Brasil
    24
Aveia e morango 181

B

Banana amassada com leite em pó 181
Batata-doce assada 214
Beterraba cozida 219
Bife acebolado 216
Big Data 146
Biomas brasileiros 93

C

Caça-palavras dos alimentos 235
Cálcio 73, 114
Carboidratos 112
Carne moída com legumes 199

Carnes 39
Carnes e ovos
  medidas usuais de consumo para
    crianças 57
Cereais
  medidas usuais de consumo para
    crianças 55
Cobre 73
Comedores seletivos 6
Construindo a PAinf (passo a passo)
    227
Crepe de banana com uva verde 187
Cubos de frango com cebola 208

D

Deficiências de carboidratos 19
Deficiências de macronutrientes e
    micronutrientes 19
Desmame precoce 17
Dificuldades alimentares 6
Dinâmicas 226
Diretrizes nutricionais para a conduta
    alimentar saudável 131
  escolares (7 a 10 anos) 137
  lactentes (6-24 meses) 131
  pré-escolares (2 a 6 anos) 134
Distribuição dos grupos alimentares
    no planejamento das refeições
    127
Diversidade alimentar 123
Diversidade de hábitos alimentares em
    regiões no Brasil 92
DOHaD (*Developmental Origins of
    Health and Disease*) 3

242 PIRÂMIDE DOS ALIMENTOS INFANTIL

Domínios do desenvolvimento infantil
6
Dominó das FLVs 233

E

Educação Alimentar e Nutricional
(EAN) 225
Energia 64
Ervas e especiarias 44
Espinafre refogado 218
Excesso de ferro 26
Excesso de zinco 27
Excessos alimentares na infância 23
Exemplos de pratos vegetarianos equi-
librados 118

F

Feijão preto cozido 217
Ferro 20, 73, 75, 113
Fibras 112
First One Thousand Days 3
Frituras e alimentos de baixo valor
nutricional 46
Frutas
medidas usuais de consumo para
crianças 52
Frutas regionais 94
Frutas secas
medidas usuais de consumo para
crianças 53
Frutaventura 231

G

Gasto energético total 64
erro padrão para as equações predi-
tivas 66
Gorduras 42, 112
Grupo das Frutas, Legumes e Verduras
(FLV) 36, 124
Grupo dos Cereais 38
Grupo dos Lácteos 39

Grupo dos Lácteos, Carnes, Ovos e
Leguminosas 125
Grupo dos Óleos 42
Grupo dos Óleos, Gorduras, Nozes e
Castanhas 125
Grupos alimentares 34
Grupos da Pirâmide Alimentar Infan-
til 123
Grupos de alimentos para população
infantil 166

H

Habilidades e responsabilidades de
pais/cuidadores 162
Hábitos alimentares 89
fatores ambientais 90
fatores fisiológicos 89
Hipervitaminose A 25
Hipervitaminose D 26
Hipótese de Barker 3

I

Infância 3
Ingestão dietética de referência 64
Inteligência Artificial (IA) 145
benefícios 149
desafios e considerações éticas 150
diagnóstico e monitoramento 146
educação e suporte para pais, cuidadores e profissionais de saúde
149
mídias sociais 151
planejamento de dietas personalizadas 147
possibilidades futuras 152
Iodo 114
Iscas de carne com cebola e pimentão
201

J

Jogo da memória nutritivo 236

L

Lácteos
  medidas usuais de consumo para crianças 58
Leguminosas
  medidas usuais de consumo para crianças 56
Leite humano 15
  composição nutricional 15
Leite materno 34, 124

M

Macarrão 194
Machine learning 145
Macronutrientes 64, 110
  Acceptable Macronutrient Distribution Ranges (AMDR) 68
  DRI (*Dietary Reference Intakes*) 68
Marcos do Desenvolvimento Infantil 4
Medidas usuais de consumo 165
Medidas usuais de consumo para crianças 52
  açúcares e doces 59
  carnes e ovos 57
  cereais 55
  frutas 52
  frutas secas 53
  lácteos 58
  óleos e gorduras 59
  plantas alimentícias não convencionais (PANCS) 55
  verduras e legumes 54
Micronutrientes 69, 113
Mídias sociais para profissionais de saúde 151
Milho verde 214
Minerais 73
Mingau de banana com aveia e uva-passa 182
Minipão de mandioquinha com pastinha de atum 185

Modelo de Competência Alimentar de Satter 160
Molho de tomate 195
Muffin de frango com legumes 184

N

Necessidades energéticas 126
Neofobia 6
Nozes e castanhas 42

O

Óleos e gorduras
  medidas usuais de consumo para crianças 59
O que eu como? 230
O que tem no meu prato/lancheira? 237
Origens Desenvolvimentistas da Saúde e Doença 3

P

Padrões dietéticos 160
Palavras cruzadas 234
PANCs 44
  medidas usuais de consumo para crianças 55
Panquecas coloridas com frango desfiado 205
Panquecas recheadas com queijo 183
Pão integral com patê de ovo 180
Pão prático de micro-ondas 178
Peito de frango assado 213
Penne com molho de tomate e ervilha 208
Pirâmide alimentar
  evolução 5, 6
Pirâmide do Estilo de Vida Mediterrâneo 8
Pirâmide dos Alimentos para a população brasileira de Philippi 159
Planejamento das refeições 123

244 PIRÂMIDE DOS ALIMENTOS INFANTIL

para escolares 130
para lactentes 128
para pré-escolares 129
Plantas Alimentícias Não Convencionais (PANCs) 44
Plant-based diet (PBD) 107
Porções alimentares diárias 126
Pôster da Pirâmide dos Alimentos Infantil 238
Primeiros 2.200 dias 5
Primeiros Mil Dias 3
Programação fetal 3
Proteínas 110
Proteínas e lipídios 19
Purê de milho verde 199

Q

Quantidades e porções de alimentos 165
Quiabo grelhado 209

R

Receitas nutritivas para crianças 173
Receitas para almoço e jantar 192
Receitas para café da manhã e lanches 177
Refeições em família 163
Responsabilidades das crianças 162
Roleta ou dado dos grupos de alimentos 228

S

Sal 46
Salada de alface 207, 215
Salada de alface e tomate-cereja 198
Salada de brócolis com chuchu 212
Salada de brócolis e cenoura 195
Salada de pepino e beterraba 200
Salada de repolho roxo e tomate 203
Salada de tomate e cenoura cozida 210

Selênio 74
SHELP (*System for Hereditary Error in Laboratory of Pediatrics*) 145
Sopa de legumes com sobrecoxa de frango 204
Suplementação de rotina em Pediatria 75
Sustentabilidade da alimentação infantil no Brasil 99

T

Tapioca com queijo e tomate 190
Teatro de dedoches: Alimentos: onde eles nascem? 232
Tilápia com molho de tomate 211
Torta integral de atum 189

V

Veganismo 107
Vegetarianismo 107
  considerações nutricionais 110
  deficiências por estágio de vida 108
  grupos alimentares e estratégias nutricionais 116
Verduras e legumes
  medidas usuais de consumo para crianças 54
Vitamina A 21, 70, 115
Vitamina B1 71
Vitamina B2 115
Vitamina B9 71, 115
Vitamina B12 22, 71, 116
Vitamina C 70
Vitamina D 22, 70, 75, 115
Vitaminas 69
Vitaminas hidrossolúveis 27

Z

Zinco 21, 74, 113